2015 年浙江省社科联普及课题成果（15ZD16）

药者仁心

医药职业道德案例读本

张云飞 ◎ 编著

U0248952

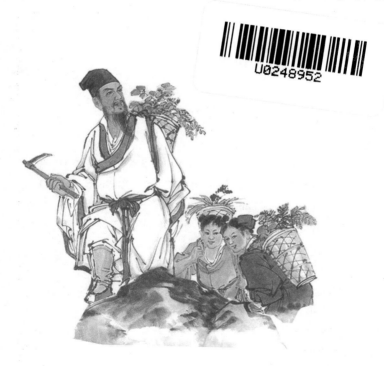

宁波出版社
NINGBO PUBLISHING HOUSE

图书在版编目（CIP）数据

药者仁心：医药职业道德案例读本 / 张云飞编著.
— 宁波：宁波出版社，2017.5
ISBN 978-7-5526-2714-5

Ⅰ.①药…Ⅱ.①张…Ⅲ.①医药卫生人员 — 职业道
德 — 医学院校 — 教材Ⅳ.① R192

中国版本图书馆 CIP 数据核字（2016）第 273724 号

药者仁心—— 医药职业道德案例读本

编著　张云飞

责任编辑	张雅光
责任校对	余怡荻
封面设计	原色太阳
内文排版	金字斋
出版发行	宁波出版社（宁波市甬江大道 1 号宁波书城 8 号楼 6 楼 315040）
电　　话	0574—87287264（编辑）　87242865、87279895（发行）
网　　址	http://www.nbcbs.com
印　　刷	浙江开源印务有限公司
开　　本	889 毫米 ×1230 毫米　1 / 32
印　　张	6
字　　数	150 千
版次印次	2017 年 5 月第 1 版第 1 次印刷
标准书号	ISBN 978-7-5526-2714-5
定　　价	28.00 元

如发现缺页或倒装，影响阅读，请与发行商联系调换

目 录

前　言

没有人是一座孤岛

在医药史上,有太多值得后人景仰和学习的医药家。他们生活在不同的年代,有着不同的经历,但都有一个共同点,那就是医德高尚、心存高远。

西方医学之父古希腊医生希波克拉底曾立下誓言:"我愿尽余之能力与判断力所及,遵守为病家谋利益之信条,并检束一切堕落和害人行为……无论至于何处,遇男或女,贵人及奴婢,我之唯一目的,为病家谋幸福,并检点吾身,不做各种害人及恶劣行为,尤不做诱奸之事……"东汉时代的"医圣"张仲景,曾"感往昔之沦丧,伤横夭之莫救",乃"勤求古训,博采众方"而著成了融理、法、方、药为一体的《伤寒杂病论》,奠定了中医临床医学理论体系坚实的基础。唐代"药王"孙思邈在其毕生心血所著之《备急千金要方》之《大医精诚》篇中云:"凡大医治病,必当安定神志,无欲无求,先发大慈恻隐之心,誓愿普救含灵之苦。"明代陈实功行医从不求谢,深得病家信任,在《外科正宗》里,提出"五戒十要"。美国1978年出版的《生命化理学百科全书》将其列为古典医德文献。

在这些医药家身上,我们看到了仁心仁术的为医道德和救死扶伤造福人类的伟大情操。在今天,他们的故事依然被后人传颂,他们的品德依旧散发人性的光辉。

因为,药学实践始终关系到人的健康与幸福。

是否还记得被称为"中国假药第一案"、中毒人数达128人的株洲市"梅花K"事件?

是否还记得让无数女性生不如死、饱受折磨的"奥美定"事件?

是否还记得造成13人死亡的亮菌甲素注射液事件?

是否还记得造成11人死亡的欣弗事件?

是否还记挑战公众信任底线的毒胶囊事件?

我还记得!

20世纪以来,大量化学药品问世,新药种类大大增多,特别是磺胺和青霉素研制成功后,制药工业迅速发展,新药品种大量上市,药物种类急剧增加。但由于各国政府缺乏对新药管理的监督,有些新药使用前没有确保其安全性便用于人体,致使大量服用者受到毒害,甚至死亡。世界卫生组织于19世纪70年代指出,全球死亡患者中有三分之一并不是死于自然疾病本身,而是死于不合理用药。从此,药害的严重性与普遍性开始公之于世。仅从1922年至1979年,国外报道的重大药害事件就有20起左右,累计死亡万余人,伤残数万人。

所以,药学不仅仅是一门科学,还应该是一门人学。药者,需有仁心。

我每次讲到"广东地贫患儿死亡事件"这个案例,都有种说不出的悲痛,尤其讲到三位痛失子女的妈妈时,总是抑制不住自己的眼泪。

她们如是说——

林女士(昕昕的妈妈):我很多时候是没有办法饶恕自己的,我为什么把好好的一个女儿送到那里做手术呢!有时候想,我只有结束自己的生命才可以赎罪,只有去那个世界陪女儿,我才可以赎罪。

曾女士(栋栋的妈妈):我想到我们两人60岁时,

我儿子该有 30 多岁,可现在儿子没了,都不知道今后该怎么走。

吴女士(东东的妈妈):小孩走的那一刻,一辈子都不可能忘记。

我对学生说:作为一名医药学子,我们每一个人都有可能成为某个药害事件中某一个环节的当事人。如果我们今天不对他人的悲剧警醒、反思与同情,那么或许有一天我们将面对同样的悲剧。就如英国诗人约翰·多恩写道:"没有人是一座孤岛 / 可以自全 / 每个人都是大陆的一片 / 整体的一部分 / 如果海水冲掉一块 / 欧洲就减小 / 如同一个海岬失掉一角 / 如同你的朋友或者你自己的领地失掉一块 / 任何人的死亡都是我的损失 / 因为我是人类的一员 / 因此 / 不要问丧钟为谁而鸣 / 它就为你敲响 /"

敬畏生命,是我们应有的情怀!

让我们从那些彪炳史册的医药大家们身上汲取榜样的力量!让我们敬畏自然界的每一个生命和那些已逝去的生命!

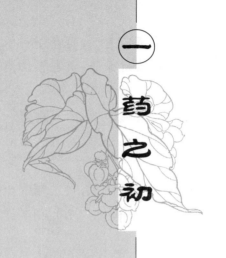

一 药之初

快乐的神草

春风和煦满常山,芍药天麻及牡丹;
远志去寻使君子,当归何必问泽兰。

端阳半夏五月天,菖蒲制酒乐半年;
庭前娇女红娘子,笑与槟榔同采莲。

秋菊开花遍地黄,一日雨露一回(茴)香;
牧童去取国公酒,醉到天南星光亮。

冬来无处可防风,白芷糊窗一层层;
待到雪消阳起时(石),门外户悬白头翁。

——《药名四季歌》

你知道这里有多少味中药吗?

中医药是我国传统文化中的瑰宝,是中华文明的一项重要遗产,直到今日仍然在人类健康中发挥着不可替代的作用。这首《药名四季歌》巧妙地将二十余味中药融入一年四季,极富情趣。细细品读,仿佛把我们领入到神秘而又瑰丽的中药世界,令人向往。

药,在古代写作"藥",最早被称为本草。《说文解字》中写道"藥,治病艸(草本植物)。从艸乐声",表示药是消除病患痛苦、带来健康快乐的草木材料,简称"快乐的神草"。虽然,中药的发现和应用,在我国已有几千年的历史,但"中药"一词的出现是近代的事情,我国长期以来以"本草"作为中药的代名词。

药,谓之神草,是因为它能减轻或消除病患的痛苦,帮助人们延年益寿。在明朝龚廷贤的《药性歌括四百味》中提到了400味中药,其中不少是我们常见的植物。如:

1. 人参味甘,大补元气,止渴生津,调容养卫。

2. 黄芪性温,收汗固表,托疮生肌,气虚莫少。

3. 白术甘温,健脾强胃,止泻除湿,兼祛痰痞。

4. 茯苓味淡,渗湿利窍,白化痰涎,赤通水道。

5. 甘草甘温,调和诸药,炙则温中,生则泻火。

6. 当归甘温,生血补心,扶虚益损,逐瘀生新。

7. 白芍酸寒,能收能补,泻痢腹痛,虚寒勿与。

8. 赤芍酸寒,能泻能补,破血通经,产后勿犯。

9. 生地微寒,能消湿热,骨蒸烦劳,养阴凉血。

10. 熟地微温,滋肾补血,益髓填精,乌须黑发。

……

药,谓之快乐的神草,不仅是因减轻或消除病痛而给患者带来的健康快乐,也是施药者因治病救人所体验到的"赠人玫瑰,手留余香"的快乐。

在我国流传着"神农尝百草,始有医药"的传说。让我们穿越时空,想象一下当年神农尝百草的情景。这位慈爱的"天神",以减轻人类的痛苦为信念,一路上,历经艰难,内心却充盈着幸福与快乐,即便最后付出了生命的代价。

案例 1　　神农尝百草,始有医药

我国自古以来就有"神农尝百草,始有医药"的传说。

神农氏,即炎帝,三皇五帝之一,远古传说中的太阳神。传说神农人身牛首,三岁知稼穑,长成后,身高八尺七寸,龙颜大唇。《白虎通义·号篇》记载:"古之人民皆食兽禽肉,至于神农,人民众多,禽兽不足,于是神农因天之时,分地之利,制耒耜,教民劳作,神而化之,使民易之,故谓神农也。"有了神农世耕而食之说。

神农不仅是农业的发明者,也是医药之祖,有"神农尝百草"的传说。远古时期,百姓以采食野生瓜果、生吃动物蚌蛤为生,腥臊恶臭伤腹胃,经常有人受毒害得病死亡,寿命很短。炎帝神农氏为"宣药疗疾",为民找寻治病解毒良药。相传神农曾经用一条神鞭——赭鞭,来鞭打百草,凡是被鞭打过的各种草药,都会很快呈露出它的真面目——有毒无毒、或寒或热、或温或凉的不同药性,或辛或甘或酸或苦或咸的不同味道。另一种传说是神农为了辨别百草之滋味,了解百草之平毒寒温之药性,跋山涉水,行遍三湘大地,不惜"一日之间而遇七十毒"。神农在尝百草的过程中,识别了百草,发现了具有攻毒祛病、养生保健作用的中药。由此令民有所"就",不复为"疾病",故先民尊他为"药神"。炎帝神农氏终因误尝断肠草而死,葬于湖南株洲市炎帝陵县城西鹿原镇境内。

点　评

"神农尝百草,始有医药"的传说,古籍中有不少记载:西汉的《史记》实录:"神农氏以赭鞭鞭草木,始尝百草。"《淮南子》记载:"神农尝百草之滋味,水泉之甘苦。"晋代干宝的《搜神记》说:"神农以赭鞭鞭百草,尽知其平、毒、寒、温之性,臭味所主……"宋代郑樵的《通志》讲:神农尝百药之时,"……皆口尝而身试之,一日之间而遇七十毒……其所得三百六十物……后世承传为书,谓之《神农本草》。"宋代罗泌《路史》云:炎帝神农氏"磨唇鞭芠,察色嗅,尝草木而正名之。审其平毒,旌其燥寒,察其畏恶,辨其臣使……一日之间而遇七十毒,极含气也……药正三百六十有五。"

神农是传说中的人物,也可能是人们虚构的神话人物,但是他的故事世代相传,历代群众尊崇他,传颂他。"神农尝百草"的故事虽然是历史传说,却有着深厚的社会基础。"神农"无非是这一时代劳动人民的代表;"尝百草"正是反映了医药起源于劳动实践的认识过程;"一日之间而遇七十毒",说明我们祖先在发现药物过程中付出了巨大的代价。"神农尝百草,始有医药"的传说,真实生动地反映了我们的祖先在与自然和疾病做斗争的过程中发现药物并逐步积累经验的艰辛与不易。

案例 2　　　原始人对植物的利用

1974 年秋天的一天，青海乐都柳湾的村民发现了距今四千多年的墓葬群，这些墓葬群被命名为柳湾墓地。柳湾墓地先后出土了近三万件陶器，这些陶器或拥有奇特的造型，或拥有精美的图案，或拥有神秘的符号……其中有一只造型奇特的陶罐。这只泥质夹砂粗陶罐高 18.3 厘米、口径 9.7 厘米、腹径 12.4 厘米、底径 6.5 厘米。它的形状像极了一只鸮（xiāo），鸮是古人对猫头鹰这一类鸟的统称，鸮也叫鸱（chī）鸮、鸱鸮。这只陶罐因此被称为鸮面罐。这只陶罐的中间有两个圆孔，很像猫头鹰两只圆圆的眼睛；两孔之间堆塑着锯齿状的泥条，很像猫头鹰的嘴巴；陶罐的罐口及面部还有一些锯齿状的花边，活像猫头鹰的羽毛。

青海省柳湾博物馆前馆长王国林先生对鸮面罐做了认真细致的研究，他认为鸮面罐应该是河湟原始先民用来熬煮草药或饮品的器物。他说："柳湾出土的鸮面罐多为夹砂陶器，这种陶器耐火性很强。经久耐用，可以用作烧煮的器物。有学者认为，原始先民是用鸮面罐熬煮草药或饮品的，熬药的汤汁会通过鸮面罐的'两只眼睛'流出来，而渣滓就

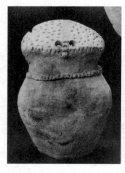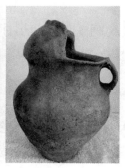

被过滤在了陶罐中。鸮面罐的设计，体现了原始先民的智慧。"

毫无疑问，中药起源于人类医疗活动的产生过程。在距今约100万年前的"原始群"时代，人类与疾病做斗争，在采集野果、种子和植物根茎的过程中，经过无数次尝试，逐渐认识到有些植物可以治病，初步积累了一些关于植物药性的知识。到了氏族公社后期，原始农业有了较大发展，人类定居下来后，有条件对农作物和周围植物进行长期细致的观察和尝试，认识了更多的植物药。"神农尝百草""一日之间而遇七十毒""药食同源"等概括了早期中医药的产生过程。

点 评

人类对医药的认识是在生活劳动中及同疾病的抗争中不断积累，逐渐丰富起来的。药物知识的起源是与猎取食物分不开的。人类凭着本能选择必需的食物充饥和治疗伤痛，经过长期的观察与尝试，自觉地变害为利，使其为人类除病痛、保健康服务。

案例 3 　　　王勃推用中药豆豉

唐上元二年（761）间，因滕王阁完成重修，南昌都督阎某于重阳节大宴宾客，这天王勃正好路过洪州，也被邀请而来。席间，阎都督展宣纸备笔墨，请其为滕王阁作序。年少气盛的王勃欣然命笔，一气呵成，阎都督不由为其拍案称绝。翌日，他又为王勃专门设宴。

连日宴请，阎都督贪杯又感外邪，只觉得浑身发冷，汗不得出，骨节酸痛，咳喘不已，胸中烦闷，夜不能寐。请来了当时 10 多位名医诊治，众医都主张以麻黄为君药。阎都督对中医略知一二，最忌麻黄。他说："麻黄峻利之药，我也年迈，汗出津少，用发汗之药，如同釜底加薪，不可！"不用麻黄，症候难解，药效不佳，这可怎么办？正在这时，王勃前来告辞。他听说此事后，不觉想起豆豉。

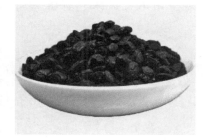

当地制作豆豉，先用苏叶与麻黄等浓煎取汁，用以浸泡大豆，再将大豆煮熟发酵而成，可做小菜。王勃见众医束

手无策,就把想法说了出来,众名医讪笑,连阎都督也直摇头:当地土民小菜,焉能药用。"不妨一试,况且豆豉食物,对身体无碍。"王勃劝道。阎都督觉得此话有理,于是连服三天,果然汗出喘止,胸闷顿减,能安然入睡,几天后痊愈。不日,阎都督又上滕王阁为王勃饯行,取重金相谢,王勃固辞不受:"都督若要谢我,何不扩大作坊,使其不致失传。"阎都督含笑点头。从此,豆豉不仅在洪州流传,而且行销大江南北,至今不衰。

点 评

豆豉可以入药,是不是让你长了知识? 中医认为,豆豉性味辛、甘、苦、凉,具有疏散宣透之性,既能透散表邪,又能宣散郁热,发汗之力颇为平稳,无论治外感发热、头痛、无汗之症,还是邪热郁于胸中之心胸烦闷、虚烦失眠,皆可应用。以桑叶、青蒿发酵者多用治疗风热感冒。以麻黄、紫苏发酵者多用治疗风寒感冒症。

案例4　　　　蒲公英趣谈

　　每年从冬末到夏初的这段时节，于桥头溪边，林中坡上，我们常常可以看到零星散布着的一朵朵黄灿灿的小花，还有一球球白白的、茸茸的小"伞"，风一吹，就散了，轻飘飘地飞上天空，随风而去。它们不知会落在哪里，但是不管落在哪里，第二年的春天一定又会开出一朵朵黄灿灿的小花来。这种植物就是蒲公英。

　　蒲公英又名黄花地丁，为菊科多年生草本植物，因为随处可见，所以大家都很熟悉它。但是有很多人都不知道它其实还是一味被广泛应用的中药。蒲公英作为药用，最早见于《新修本草》，谓其"主治妇人乳痈肿"。关于蒲公英名字的由来，有一个美丽的传说：古时候，有一位美丽的小姐姓蒲，名字叫公英，她和自己的丫鬟感情很好。有一年，公英小姐不幸染病，医治无效而亡，去世前才告诉丫鬟自己得的是乳痈。过了两年，丫鬟不幸也得了乳痈，去坟头祭奠公英小姐的时候昏倒在坟前，随即做了个梦，梦见小姐对她说："坟头野草，非同寻常；既治乳疾，又度饥荒。"丫鬟醒后采了一些回去服用，数日后就痊愈了。之后丫鬟用这种草

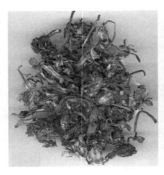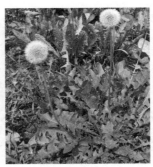

治好了许多乳痈患者。为了纪念这位善良的公英小姐，人们把这种野草称为"蒲公英"。

中医认为，蒲公英性寒、味甘苦，有清热解毒、消肿散结、利湿退黄之功效，配伍金银花、野菊花等可治疗痈肿疔毒；配伍鱼腥草、芦根、冬瓜仁等可治疗肺痈咳痰；配伍茵陈等可治疗湿热黄疸；配伍金钱草、白茅根等可治疗小便淋沥涩痛，单用（鲜品内服和捣敷）可治疗乳痈。炎炎夏季，常用蒲公英沏茶或同粳米熬粥饮用，可清热解毒。经现代医学研究证明，蒲公英还具有较强的杀菌及抗病毒、利胆、利尿、健胃之功效。

点 评

蒲公英很平凡，也很常见，不显山露水，往往容易被人忽视，却不可小瞧它，它的功效可能不会立马看到，但是，和许多中药一样，慢却能治根。知道它的妙处，把它请回家，就等于"仙草"入室。

案例 5　　　蜂蜜——太阳神的眼泪

科学家们根据目前发现的化石和被子植物起源学说认为最早的蜜蜂诞生在 1.45 亿年前的中国华北古陆。早在远古时期，人们还在以采集天然植物和渔猎为生时，就学会了从树洞和岩穴中寻找蜂巢、掠食蜂蜜蜂子。关于蜂蜜的文字记载最早出现在 4000 年前我国殷商甲骨文中。那时人们对蜂蜜的利用已不只停留在食用层面。早在《黄帝内经》中就出现了用蜂针、蜂毒治病的记载。在《神农本草经》中称蜂蜜为药中之上品，极大肯定了蜂蜜的药用功效。

埃及人认为，蜂蜜诞生于太阳神的眼泪。从在金字塔中发现的象形文字可知，蜂蜜在古埃及人日常生活中发挥着重要作用。对养蜂方法的记载最早可追溯到 4500 年前，出现在古埃及 Abou Ghorab 太阳神庙的一座浮雕上。古埃及人将蜂蜜广泛应用于医学、美食及美容方面，特别是用于治疗伤口方面。在当时，广为使用的药物就是蜂蜜酒和牛奶。古埃及人也用蜂蜜做成的饼干祭祀他们的神。在木乃伊的防腐处理过程中，古埃及人就是用蜂蜜、蜡和蜂胶，再配合其他植物来保存尸体的。

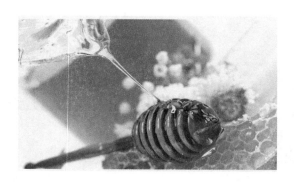

希腊人则认为,蜂蜜是由狄俄尼索斯赐予人类的。传说他的父亲——诸神之父宙斯在伊达山出生成长,只食用山中出产的蜂蜜和山羊女神的乳汁,这为他赢得了"蜜人"的称号,意为像蜂蜜一样甜蜜。之后,阿波罗的儿子阿里斯泰俄斯教会了人类养蜂术。和古埃及一样,蜂蜜在丧葬习俗中起着至关重要的作用:它帮助保存尸体并一直陪伴着死者的灵魂,直到他重生。

点 评

蜂蜜是大自然的恩赐,自古以来是医药良方。西汉年间问世的《神农本草经》将所收载的 365 味药材分为上品、中品、下品三类,其中蜂蜜、蜂子皆列为上品,其曰:蜂蜜味甘、平,主心腹邪气、诸惊痫痓,安五脏诸不足,益气补中、止痛解毒,除百病,和百药,久服强志轻身,不饥不老;蜂子(蜂王幼虫)能去风头,除蛊毒,补虚羸伤,久服令人皮肤光泽,女子颜色不老。明代李时珍在《本草纲目》中说,蜂蜜之功有六:"生则性凉,故能清热;熟则性温,故能补中;甘而和平,故能解毒；柔而濡泽，故能润燥；缓可去急，故能止心腹肌肉疮疡之痛；和可致中，故能调和百药而与甘草同功。"

对蜂蜜的赞誉也大量地出现在文人笔墨中。宋代苏东坡在《花粉歌》中写道：一斤松花不可少，八两蒲黄切莫炒，槐花杏花各五钱，两斤白蜜一起捣，吃也好，浴也好，红白容颜直到老。北宋文学家欧阳修利用花粉酿造健身益寿酒，并和诗一首敬献皇帝宋仁宗：我有一樽酒，望君思共倒。上浮黄金蕊，送以清香裹。为君发朱颜，可以却君老。

案例 6　　　　解药毒甘草显神奇

"中药圣地"禹州市,流传着一位后生用甘草治愈药店老掌柜的故事。

相传禹州市有一远近闻名的中药店,对门住着姓刘的一家人,老两口省吃俭用,用节约下来的钱供儿子外出学医。一天,儿子回来看望二老,发现对门的药铺老掌柜面色青暗,于是直言不讳地说:"大爷,你脸色反常,看来是中了百药之毒,若不速治,后果不堪设想。"老掌柜听了,很不高兴,便冷冷地说:"我身体很好,并无不适之感,无须牵挂。"年轻人见他不听劝,只好离去。

不出年轻人所料,5 天后,老掌柜疲乏无力,全身疼痛,精神不振,厌食呕吐,卧床不起了。尽管他开着药铺,儿子们又都是名医,服了十几副中药,病情仍不见好转。老掌柜这时才想起对门那位好心的年轻人,猜想他的医术一定很精湛,就立刻让儿子去请。年轻人诊过老掌柜的脉,又察看了舌苔,开了一张处方,即甘草 50 克,水煎服。第二天又把药量加大到 70 克,第三天加到 100 克,仅三副不同分量的甘草,老掌柜的病就像被风吹走了一样。他又感激,又惊奇，非要年轻人讲一讲这其中的奥妙。年轻人笑了笑说："你的药名扬四海，主要是药物炮制得好。每炮制一种药，你都要亲自动手，亲口尝一尝。时间久了，就中了百药之毒。而甘草为'众药之王'，能安和草石而解诸毒，治七十二种乳石毒，解一千二百般草木毒，所以你的病不用大剂量甘草解救不行。"老掌柜连连点头称是。

在中医的处方中，治愈绝大部分病症都会用甘草这一味中药，因为甘草具有调和诸药的本领。《本草正》云："甘草，味至甘，得中和之性，有调补之功，故毒药得之解其毒，刚药得之和其性，表药得之助其外，下药得之缓其速。随气药入气，随血药入血，无往不可，故称'国老'。"中医开处方，讲究在用药上以"君、臣、佐、使"为标准，四项相辅相成，才有良效。如君药为猛烈性的，加上甘草就可能缓解猛烈的药性作用而又不失药效；凡用纯热纯寒之药，必用甘草以缓其势；寒热相杂之药，必用甘草以缓其性。如果给甘草的药效定论：它是各种药物的"调味品"，药方中离不了。

甘草除了有解百药之毒、调和诸药的本领以外，还有很多药效。《神农本草经》指出："甘草味甘、平，无毒，主治五脏六腑寒热邪气，坚筋骨，长肌肉，倍力，金疮肿，解毒。"《日华子本草》说：甘草"安魂定魄，补五劳七伤，一切虚损，惊悸，烦闷，健忘。通九窍，利百脉，益精养气，壮筋骨，解冷热"。中医认为，甘草能缓急止痛，润肺止咳，清热解毒，调和诸药。炙用，治脾胃虚弱，食欲不振，腹痛便溏，劳倦发热，肺痿咳嗽，心悸惊痫；生用，治咽喉肿痛，痈疽疮疡，消化

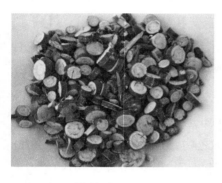

性溃疡,解药毒及食物中毒等。

现代科学研究表明,甘草含有100多种有效化学元素。甘草酸是非常珍贵的天然皂甙,有显著的促肾上腺素皮质激素作用,可用于人体抗衰老、抗炎、降压、增强机体免疫力、提高生理机能、抑制癌细胞生长等功用,被美国、日本等国家的专家称为"仙草""神草"。

点 评

甘草为豆科多年生草本植物,因其清平无毒,被历代中医尊为"众药之王"。我国最早的药典《神农本草经》将其列为上品。明代李时珍的《本草纲目》中详细地介绍了其功用和特征。杏林历来有"十方九草""无草不成方"之说。

案例 7   青蒿素 —— 一株小草改变世界

2015 年 10 月 5 日，瑞典卡罗琳医学院在斯德哥尔摩宣布，中国女科学家屠呦呦和一名日本科学家及一名爱尔兰科学家分享 2015 年诺贝尔生理学或医学奖，以表彰他们在疟疾治疗研究中取得的成就。

86 岁的屠呦呦多年从事中药和中西药结合研究，突出贡献是创制新型抗疟药 —— 青蒿素和双氢青蒿素。她成为诺贝尔生理学或医学奖历史上第 12 位获得该殊荣的女性，也是首位获得诺贝尔科学类奖项的中国人。

青蒿在中国民间又称作臭蒿和苦蒿，属菊科一年生草本植物。《诗经》中的"呦呦鹿鸣，食野之蒿"中所指之物即为青蒿。早在公元前 2 世纪，中国先秦医方书《五十二病方》已经对青蒿有所记载；公元前 340 年，东晋的葛洪在其撰写的中医方剂《肘后备急方》一书中，首次描述了青蒿的退热功能；李时珍的《本草纲目》则说它能"治疟疾寒热"。

1971 年 10 月 4 日，经历了 190 多次的失败之后，在实验室里，屠呦呦终于从中药正品青蒿的菊科植物的成株叶子的中性提取部分，获得对鼠疟、猴疟疟原虫 100% 的抑制率。早在 2011 年 9 月,屠呦呦获得被誉为诺贝尔奖"风向标"的拉斯克奖。该奖项的颁奖词写道:"屠呦呦的这一发现,缓解了亿万人的疼痛和苦恼,在 100 多个国家拯救了无数人的生命,尤其是儿童的生命。"

作为一种古老的疾病,人类对疟疾的记载已经有 4000 多年历史。中国的古典医书《黄帝内经》描述了疟疾的相关症状:发热、寒战、出汗退热等。公元前 4 世纪,疟疾广为希腊人所知,因为这种疾病造成了城邦人口的大量减少,古希腊名医希波克拉底记录了这种疾病的主要症状,之后,文献中出现了众多的疟疾记录和农村人口减少的情况;到公元 3 至 4 世纪,印度古代医学经典《苏斯鲁塔集》认为,疟疾的发热病症与某种昆虫的叮咬有关。

统计数据表明,全球 97 个国家与地区的 33 亿人口仍在遭遇疟疾的威胁,其中 12 亿人生活在高危区域,这些区域的患病率有可能高于 1/1000。2013 年全球疟疾患者有 1 亿多人,疟疾导致的死亡人数约为 58 万,其中 78% 是 5 岁以下的儿童。90% 的疟疾死亡病例发生在重灾区非洲。如果

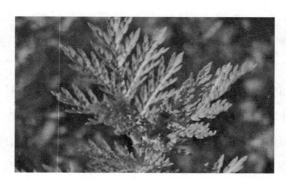

没有屠呦呦发现的青蒿素，那么 2.5 亿疟疾感染者中将有更多的人无法幸存下来。拉斯克基金媒体负责人评价："她领导的团队将一种古老的中医疗法转化为最强有力的抗疟疾药，使现代技术与传统中医师们留下的遗产相结合，将其中最宝贵的内容带入 21 世纪。"美国主流媒体也对屠呦呦的研究成果予以高度评价。《纽约时报》援引世界卫生组织的评论说，这种药物是消灭这种疾病的"首要疗法"。

点 评

　　2015 年 12 月 7 日，屠呦呦在卡罗林斯卡学院作了题为"青蒿素 —— 中医药给世界的一份礼物"的演讲。在演讲的最后，她谈到中医。她说："中国医药学是一个伟大宝库，应当努力发掘，加以提高。青蒿素正是从这一宝库中发掘出来的。通过抗疟药青蒿素的研究经历，深感中西医药各有所长，二者有机结合，优势互补，当具有更大的开发潜力和良好的发展前景。大自然给我们提供了大量的植物资源，医药学研究者可以从中开发新药。中医药从神农尝百草开始，在几千年的发展中积累了大量临床经验，对于自然资源的药用价值已经有所整理归纳。通过继承发扬，发掘提高，一定会有所发现，有所创新，从而造福人类。"正如屠呦呦所说，我们应该自觉地去领略中国文化的魅力，发现蕴涵于传统中医药中的宝藏。一株小草，却有改变世界的能量，这让世人对中医药刮目相看，同时也激发了我们的自豪感和使命感。作为医药人，发扬、发掘和创新中医药我们责无旁贷！

案例 8　　　　　人参的故事

与人同类

在较早的文献《范子计然》中说，"人参出上党，状类人者善"；其后人参进一步被描述为"一如人体状，夜有人呼声"。另外，还有一些更加离奇的记述，如南朝志怪小说集《异苑》中说："人参一名土精，生上党者佳。人形皆具，能作儿啼。昔有人掘之，始下数钵，便闻土中有呻声，寻音而取，果得一头，长二尺许，四体毕备而发有损缺处。将是掘伤所以呻也。"

具有人体形状的人参，自然与一般植物不同。在汉墓出土的殉葬品中，也能见到人参，其目的是让具有人体形状的人参代替墓主人"受过"。古人还对其何以具有与人相似的外形做出了进一步的解释，认为人是天地精气聚集而成，人参也是上天精气的产物。例如汉代的《春秋·运斗枢》中说："摇光星散为人参，废江淮山渎之利，则摇光不明，人参不生。"这是说天上的"摇光星"散落地上生成人参，如果皇帝的行为、政令有问题，则天上的"摇光星"失去光辉，地上也不会生长人参。古代的辞书《广雅》将人参解释为"地精"，即地之精气凝聚而成。

征兆与药物

十六国时期，后赵的建立者石勒（274—333）的传记中记载，由于人参生于石勒的家园，故人们知道日后他必定显贵不可量，后来，这个体奇貌异、家园中生长了枝叶繁茂之人参的胡人，果然当上了皇帝。

现代人当然不会认为一种植物长得像人就有什么神仙之气，也不会相信人参能发出"儿啼""人呼"之声。现代人通常是以"科学的态度"与"唯物史观"来看待医学的发展，解释人类认识与利用自然药物的过程，认为自然界中动、植、矿物的治疗作用，都来源于生活和生产实践，即吃了某种东西之后，不仅有充饥填肚作用，还有一定的治疗作用，由此逐渐认识了其药用效果。但这也许并不是古人认识事物的真实途径，就人参这种药物而言，至少在现存古代文献的记载中，我们看到的是，它首先是因具备"人形"而引起了人们的重视，是作为一种"征兆"出现在现实生活当中。可见，虽然人参在汉代就已经入药，但当时并非仅仅是

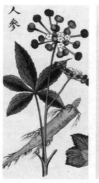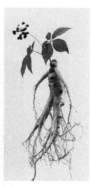

人参入药的部位通常为其根部，其茎、叶、花、果实亦可作药用。

将人参作为一味药物来认识,至少还同时认为人参是一种吉祥的征兆,这种认识甚至有可能早于药性认识。

不论是作为吉祥的征兆,还是作为药用,最初显然都与人参的形状有关,但服用之后,却获得了实际效用的体验。实际上传统医学中的药物知识,往往都是源于这种分不清究竟是巫术还是科学,是经验还是先验的认知途径。然而不管怎样,在后来的岁月中,人参的尊贵地位毕竟是建立在药效的基础之上。

贵重之物进入百姓家

人参的难得与药用效果,决定了其特有的价值。唐代诗人的诗篇中,时常谈到以人参作为馈赠朋友的礼品;唐末五代的药学著作《海药本草》中,还记载了当时朝鲜半岛将人参作为特产进贡给中国朝廷;明清时期,苏州等地有专营人参的"参行"等等,都显示了人参的价值。

因为人参价格昂贵,所以过去一般人治病是用不起人参

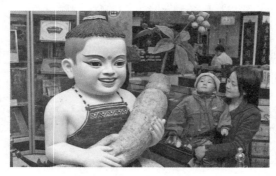

人们按照想象制成的"人参娃娃"

的，通常是用党参、沙参、太子参等代替。近些年，人们吃人参及人参制品已经相当普遍，这一方面是因为随着经济的发展，生活水平普遍提高了，另一方面是因为人参的大量种植，导致"物不稀"，价格自然也就不贵了。尽管如此，相对一般中国百姓的收入，人参等滋补保健品的价格仍然不菲。

点 评

"形态如人，功参天地"，具有人体形状的人参，可以说是"自带光环"，自然有别于一般植物。人参有调气养血、安神益智、生津止咳、滋补强身的神奇功效，素来被人们称为"神草"，被拥戴为"中药之王"。不论其吉祥的寓意，还是药用价值，最初显然都与人参的形状有关，如参的芦头仿佛人的头；参的主体和根须仿佛的躯干和腿；参的芋仿佛人的胳膊；参的每个枝有五片叶子，仿佛人的手掌；参果（也称参籽），形如人的肾脏。后来人更将"人参"寓意为"人生"：人参虽好，但有禁忌；人参虽补，但不可贪吃；人参奇特，我们要感怀大自然的恩赐！

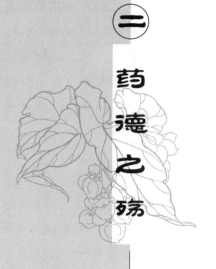

二

药德之殇

从救命药到要命药

非礼之心勿存	养成规矩的态度
非义之利勿取	养成正当的行为
勿卖假药	须清白的辨别
勿买仇货	须切实的觉悟
弗配害人之处方	本良心而尽天职
弗售毒杀之药品	恃药律以保民生

—— 药师信条(1935年《广济医刊》)

众所周知,药品是特殊的商品。这种特殊性主要表现在:①生命关联性:药品是与人民的生命息息相关。这是药品最基本的商品特征。②专属性:它是以人为使用对象,预防、治疗人的疾病,有目的地调节人的生理机能,有规定的适用症、用法和用量要求。③高质量性:药品只有合格品与不合格品的区分。法定的国家药品标准是保证药品质量和划分药品合格与不合格的唯一依据。④双重性:药品的使用方法、数量、时间等多种因素在很大程度上决定其使用效果,误用不仅不能"治病",还可能"致病",甚至危及生命安全。⑤公共福利性:药品是防治疾病、维护人们健康的商品,具有社会福利性质。药品的社会福利性还体现在国家对基本医疗保险药品目录中的药品实行政府定价,保证人们买到质量高、价格适宜的药品。

药品的特殊性决定了医药行业的特殊性。这种特殊性主要体现在其活动无一例外关乎着人民群众的健康、安全和生命。这几年来，药害事件频发，如"梅花 K"事件、关木通事件、亮菌甲素注射液事件、上海"欣弗"事件、黑龙江完达山"刺五加注射液"事件、毒胶囊事件和问题疫苗事件等，不断触及医药行业的职业道德底线，挑战着人们对这个行业的信任底线，也检验着医药行业从业者的良心。

案例 1　　　　"梅花 K"事件

　　2001 年 8 月 24 日,湖南省株洲市药监局接到群众举报:该市多人服用"梅花 K"黄柏胶囊中毒住院。株洲市药监局感到事态严重,迅速派人赶到医院进行调查,发现患者服用的问题"梅花 K"均由标示"广西半宙制药集团第三制药厂"(后更名为"广西金健制药厂",以下简称"广西半宙")生产。据患者反映,该产品在当地媒体大做宣传,声称能通淋排毒、解毒疗疮,治疗多种女性炎症(夸大宣传)。许多女性经不住广告诱惑,纷纷到市内药店购买,但服用几天后出现了胃痛、呕吐、浑身乏力等不良症状。经株洲市药检所抽样检验,检出非法添加的四环素成分,初步认定该"梅花 K"系假药。几日后湖南省在全省范围内封杀"梅花 K"黄柏胶囊。

　　8 月 31 日,国家药监局下发紧急通知,要求在全国范围内立即暂停销售、使用"梅花 K"黄柏胶囊。通知强调,对凡标为"广西半宙"生产的"梅花 K"黄柏胶囊一律暂控,批批抽验,除按标准检验外,加做四环素成分的检验。发现问题药品,立即追查来源和流向。"梅花 K"事件也引起了国务

院的高度重视,时任国务院副总理吴邦国就此事做了重要
批示。

经过药监、公安等部门的调查,事件的内幕水落石出。
2000年9月,陕西省咸阳市杰事杰医药科技有限公司负责
人程书群和"广西半宙"副厂长方党礼洽谈生产、销售药品
黄柏胶囊,为加大药效,双方商定在黄柏胶囊中掺入已经变
质过期的盐酸四环素。2001年1月和4月,由"广西半宙"
生产了掺有盐酸四环素的"梅花K"牌黄柏胶囊两箱共18.8
万余板,经程书群在这批胶囊说明书上扩大药品功效和适
应症及组织外包装后,向湖南等省市销售,致使发生群体性
的中毒事件。湖南省药检所检测表明:由于厂家添加了过
期的四环素,其含有的降解产物远远超过国家允许的安全
范围,特别是差向脱水四环素,服用后引起肾小管性酸中
毒,临床上表现为多发性肾小管功能障碍综合征。

2002年1月16日,"梅花K"事件正式进入诉讼程
序。此案涉及全国17个省25个市,仅株洲市就有167人
出现不同程度的中毒症状,其中71人住院,病重3人,病危
3人。2003年6月16日,株洲市中级人民法院二审裁定,
广西金健制药厂(前身"广西半宙")赔偿原告陈桂兰、沈
智芳等58人共282万元,其中仍呈植物人状态的沈智芳获
赔160万元。58名受害人在签收调解书的同时就拿到了被
告支付的赔偿金。9月18日,广西壮族自治区灵山县法院
做出一审判决:广西金健制药厂因犯生产、销售假药罪,判
处罚金14万元。7名被告人均构成生产、销售假药罪。程

书群被判处有期徒刑二年零六个月,并处罚金人民币 10 万元;原"广西半宙"厂长卢智、副厂长方党礼等 6 人也分别被判刑并各处罚金。

点 评

药品是用来治病救人的特殊商品,而制售假药无疑对人民群众的生命健康造成了严重的威胁。假药毒害民众,除了制假企业黑了良心,是谁销售了它? 是谁宣传了它? 又是谁审批了它? 这起曾被称作"中国假药第一案"的"梅花 K"事件,暴露出制药企业制假售假诸多问题……对具有合法身份,又熟悉生产工艺和检验技术的制药企业,仅靠事后依标准检验,是难以起到监督作用的,必须把监督窗口前移,从生产过程抓起,才能把好药品质量关。并在检验标准、抽检机制等方面加以完善,使不法分子无空可钻。

案例 2　　　　　　　关木通事件

关木通事件,或称龙胆泻肝丸事件,也称马兜铃酸肾病事件,在世纪交替的前后几年,曾因其广泛的药物不良反应而震惊国人。多少人为之重病缠身,多少人为之倾家荡产,甚至,在绝望中等待毙命。

一、马兜铃酸肾病

马兜铃酸肾病群体性事件首次被公开披露是在 1993 年的比利时。当地一些妇女因服含广防己的减肥丸后导致严重肾病。后经政府调查,发现大约 10000 名服该药的妇女中至少有 110 人罹患了晚期肾衰竭,其中 66 人进行了肾移植,部分病人还罹患了尿道癌症;1999 年英国又报道了 2 名妇女因服含关木通的草药茶治疗湿疹导致晚期肾衰竭的事件。这两起事件在国际上掀起了轩然大波,美国 FDA、英国 MCA 和比利时政府等采取了严厉措施,对中草药和中成药进行强烈抵制。欧美媒体曾将这种情况渲染为"中草药肾病";因广防己、关木通等中药含有共同的致病成分马兜铃酸,后来国际上将此类情况改称为"马兜铃酸肾病"。

二、中药关木通

国内的马兜铃酸肾病与中药关木通有着千丝万缕的关系。关木通是一味常用中药,具有清热利湿功用,曾是临床广泛使用的中成药龙胆泻肝丸的主要药味。但关木通含有马兜铃酸,对肾脏有较强的毒性,可以损害肾小管功能,导致肾功能衰竭。因为三者紧密的关联,所以尽管事件名称叫法不一,所指几乎相同。

龙胆泻肝丸是个历史悠久的古方,原配方的药味中有"木通",主要指木通科的白木通或毛茛科的川木通,这两类木通均不含马兜铃酸。但在 20 世纪 30 年代,东北盛产的关木通首次进入并逐渐占领了市场。到了 80 年代在全国已被广泛应用,于是白木通退出市场,难以寻觅。

三、祸起龙胆泻肝丸

由于龙胆泻肝丸的广泛使用,马兜铃酸肾病在中国悄悄地、快速地蔓延。国人并非没有注意到关木通的肾毒害作用。可以肯定,2003 年前,国内马兜铃酸肾病的患者已经大面积存在,但因为个案的分散性,人们没有把事件系统地联系在一起思考。2003 年 2 月,新华社记者朱玉《龙胆泻肝丸是清火良药还是"致病"根源?》等系列报道,顿时震惊了国家药监局和众多的"龙胆丸"受害者!许多人发现,自己缠绵不愈的肾病(肾损害甚至肾衰竭、尿毒症),竟然是因为平时"上火"、耳鸣或者便秘时所服的龙胆泻肝丸。部分患者与疾病抗争、在身体和家产俱败的境况下，走上艰难的诉讼之路。据报道，仅北京市 2003 年受理的马兜铃酸肾病索赔案就不下 7 起。2004 年 2 月，长期服用龙胆泻肝丸致病的吴淑敏等 28 人，集体起诉拥有 335 年历史的老字号——北京同仁堂。但大部分的索赔诉求，最后均以碰壁或者败诉告终。

2003 年 4 月 1 日，国家药监局印发《关于取消关木通药用标准的通知》，决定取消关木通的药用标准，龙胆泻肝丸等"关木通制剂"必须凭医师处方购买；责令该类制剂的生产成分用木通科木通替换关木通。后来的 2005 年版《中国药典》已不再收载关木通、广防己、青木香三个品种（均含马兜铃酸）。

因马兜铃酸导致的肾病患者的准确数字已难以统计。

点 评

世纪之交药害事件频发，与当时制度不健全有很大关系。关木通事件至少凸现 2003 年国家药监局几大制度的缺陷：一是不良反应监测和报告制度，二是应急反应能力，三是药品的召回制度。药品质量人命关天，需要政府在制度层面上给予最大的保障。几年后，卫生部和国家食品药品监督管理局先后制定了《药品召回管理办法》《药品不良反应报告和监测管理办法》和《药品不良反应应急处置制度》等，为用药安全提供了制度上的保障。

案例 3　　　　　　　亮菌甲素注射液事件

　　2006 年 4 月 22 日、23 日,广州中山三院传染科两例重症肝炎病人先后突然出现急性肾功能衰竭症状。29 日和 30 日,又有病人连续出现该症状。院方通过排查,将目光锁定在齐齐哈尔第二制药有限公司(以下简称"齐二药")生产的"亮菌甲素注射液"上,这是病人们当天唯一都使用过的一种药品。

　　5 月 2 日,院方基本认定这起事件确实是亮菌甲素注射液引起的。国家食品药品监管局、国家药品不良反应监测中心、黑龙江省局、广东省局、广东省药检所等单位迅速投入战斗。5 月 4 日,广东省药检所的检验结果显示:按国家药品标准检验,该疑问产品符合规定。但在与云南大理药业有限公司生产的亮菌甲素注射液作对比的实验中,齐二药生产的亮菌甲素注射液的紫外光谱在 235nm 处多出一个吸收峰;在急性毒性预实验中,齐二药生产的亮菌甲素注射液毒性明显高于大理药业有限公司生产的产品。经液质联用、气相和红外等仪器检测和反复验证,确证齐二药的亮菌甲素注射液含有高达 30% 的二甘醇。二甘醇在体内会被氧化成草酸而引起肾损害,导致病人肾功能急性衰竭。正常药品不应含有该成分,高浓度的二甘醇为何出现在齐二药的亮菌甲素注射液里呢?

经调查,生产亮菌甲素注射液所需要的溶剂丙二醇,是齐二药采购员钮忠仁向江苏泰兴市的不法商人王桂平购入的。王桂平伪造产品注册证等证件,以中国地质矿业总公司泰兴化工总厂的名义,于 2005 年 10 月将工业原料二甘醇冒充药用辅料丙二醇出售给齐二药。假冒原料进厂后,化验室主任陈桂芬等人严重违反操作规程,未将检测图谱与标准图谱进行对比鉴别,并在发现检验样品相对密度与标准严重不符的情况下,将其改为正常值,签发合格证。致使假冒辅料投入生产,制造出毒药"亮菌甲素注射液"并投入市场,最终导致 10 多人死亡,部分人肾脏受损。

在此次事件中,齐二药共被查出有 5 个品种、7 个规格,16 个批次的假药流向了全国 8 个省份。黑龙江省食品药品监督管理局据此吊销了齐二药的"药品生产许可证",撤销其获得的 129 个药品批准文号,收回其 GMP 认证证书,并对齐二药共处罚没款 1920 万元。

点　评

　　"齐二药"假药案在给十多名病患者带来死亡的同时,也给制药行业和药品监管部门敲响了警钟,为什么一个本应给病患者带来康复和希望的制药企业,却成了谋财害命的罪魁祸首? 为什么制药企业会把与药品无关的二甘醇采购回来并投入到生产中? 为什么相关质量管理和监督部门不能及时发现假药,而让假药堂而皇之地进入市场、医院乃至病人的身体? 为什么看似严格的质量管理体系在假药生产、流通和使用的全过程中显得如此无能为力? 原因或许有很多,但是有一条是肯定的,那就是"齐二药"的各级领导质量意识极度缺失,质量管理极度混乱,相关监管部门严重失职。

　　最后,"齐二药"被吊销了药品生产许可证,相关当事人受到了法律的制裁,相关部门负责人受到党纪政纪处分,11名原告也获得了3508247.46万元的赔偿。但是,这些处罚对于逝去的十几条生命已无济于事,对痛失亲人的家庭以及今后还要遭受肾毒害的无辜病人来说,也不能从根本上减轻他们的痛苦。

　　"齐二药"假药案再一次告诫人们:药品质量人命关天!

案例 4　　　　　　毒胶囊事件

2012 年 4 月 15 日央视《每周质量报告》报道,在"中国胶囊之乡"浙江省新昌县,皮革下脚料提炼出的劣质工业明胶被用于药用胶囊,包括吉林、四川等地的一些知名企业被指涉嫌使用该种工业明胶原料制作的胶囊,其多种药物经检验重金属铬含量严重超标,超标最多的达 90 多倍。

"毒胶囊"这三个触目惊心的字眼,犹如一枚重磅炸弹,再次震惊了国人。

点　评

铬是一种毒性很大的重金属,容易蓄积在人体内,具有致癌性并可能诱发基因突变。救人的药品变成了害人的"毒药",不法企业的行为之恶劣让人震惊。更令人遗憾的是,不少知名企业也卷入其中。可以说,毒胶囊事件,再次加剧了药品安全信任危机。有人调侃道,毒胶囊事件瞬间秒杀了人们的最后一点"安全"底线。

震惊之余,我们无法回避这样的反思:为什么这个业内公开的"秘密"能危害如此之久? 除了归咎于职能部门的监管不力和法律制度的疏漏外,公众自身是不是也有值得反思的地方? 毒胶囊事件中,如果在生产"皮革明胶"和"有毒胶囊"的不法企业的员工中,有人能站出来揭发"潜规则",让"潜规则"暴露在阳光之下,"毒胶囊"还会存在如此之久吗?

案例 5 医药回扣

2010 年 5 月 23 日在网上曝光的一张神秘清单,当中列出了宁波市某大医院 45 名医生的工号、名字、所属科室,后面还注明了他们使用药品氨曲南的数量和总价。其中 18 名医生后面,还有手写的数字。发帖者说,这代表这名医生所收的回扣金额。院方对 100 多名可能使用氨曲南的医生下发了"廉政告知书"。2010 年 6 月 3 日,宁波市卫生局公布了处罚决定:19 名收受药品回扣的医生中,2 名医生停止执业活动 6 个月,6 名医生警告处分,其余 11 人严肃批评教育。

点 评

1995 年前后,药品回扣在医疗届兴起并蔓延,此后愈演愈烈,逐渐演变为全国性、行业性的潜规则。药品回扣和医疗器材回扣(比药品回扣更恶劣、更隐蔽)是造成"看病贵"的两大主要原因,造成医务人员的职员道德失范,严重危及病人的生命安全。

案例 6　　　　　　　药价虚高

2011 年 11 月央视《每周质量报告》连续两期报道了数十种"天价药",其中有甚者,利润更是高达 6500% 以上。为了进一步弄清北京市医疗机构药品集中采购目录药品中标价和实际出厂价之间的差价,央视记者随机挑选了抗菌、消炎、治胃病的 20 种常用药进行了长达一年的调查。最终发现,这些药品进入北京各大医院销售,中间利润都超过 500%,其中辅仁药业集团生产的天麻素注射液从出厂到终端,中间利润约 1100%;山东方明药业股份有限公司生产的甲砜霉素胶囊,中间利润超过 1100%;扬州市星斗药业生产的 0.25 克甲砜霉素胶囊,中间利润高达 1400% 以上。

当然也有正面的例子。全国道德模范、"小处方医生"王争艳从医 25 年,平均单张处方不超过 80 元,最小的一张只有 2 毛 7 分钱。她靠一副听诊器、一双手,诊断救治了无数病患。

点 评

医院以药养医，医生开方致富，医药企业不愿生产廉价药，频频曝光的"天价药"事件，把人们对现行医疗体制的信任砸得伤痕累累，几乎成了月球表面的陨石坑。药价虚高暴露了现行医疗卫生体制方方面面的深层矛盾和问题，使群众陷于"看病难、看病贵"的困境。药价虚高就像一个难解的魔方，困扰人们多年，从方方面面拷问着中国现行医疗体制究竟是哪里出了问题。是医院的管理，是医生的良心，是政府的监管，还是体制自身的缺陷？

2016 年 5 月，国务院办公厅印发《深化医药卫生体制改革 2016 年重点工作任务》，其中重要的一项就是为虚高的药价"败败火"。要为虚高的药价"降火"，"透明"是很重要的一个方面。《深化医药卫生体制改革 2016 年重点工作任务》提出，要健全药品供应保障机制，破解药品在流通环节中层层推高的难题。特别是要建立药品出厂价格信息可追溯机制，推行从生产到流通和从流通到医疗机构各开一次发票的"两票制"，压缩中间环节，降低虚高价格。只有中间环节减少且透明，高药价才有可能得到有效抑制。

要为虚高的药价"降火"，给予患者更多选择尤为重要。《深化医药卫生体制改革 2016 年重点工作任务》指出，患者可以凭借处方自主选择在医院或零售药店购药。给予患者自主购药的自由，其实就是给了患者"用脚投票"的权利，也能在市场充分竞争的环境下，破除医院以药养医的体制"痼疾"。这既能降低患者医药费用成本,也能增强医生工作的独立性,更会推动医院向改善医疗服务的方向发展,最终实现医患双方的"双赢"。

看病贵的"板子"也不能只打在医院一方。解决药价过高,还需要健全和完善药品价格形成机制,在源头上解决药品生产研发企业销售药品价格过高和选择性生产高价药等问题。同时,还需要在药品的流通环节上下功夫,放管结合和规范秩序,让药品在特定市场内顺畅有序流通。

总之,必须摸清脉理,诊明病因,才能化解沉疴,重获健康。

案例 7　　　　虚假医疗广告盛行

打开电视,扑面而来;拧开收音机,不绝于耳;点击互联网,弹窗呈现 …… 各种各样的医疗广告无孔不入。一项项专利产品,一张张"祖传秘方",一个个医学上的世界性难题被攻克,没有治不好的病,没有救不了的人,这些神药正在创造令世人震惊的"医学奇迹"。这就是时下疯狂的医疗广告。

据《中国青年报》社会调查中心通过民意中国网和搜狐新闻中心进行的一项调查(2245 人参加)显示,76.7% 的人认为当前虚假医疗广告非常多。受访者中,70 后占 35.3%,80 后占 26.7%(2012 年 1 月 31 日《中国青年报》)。

长期以来,泛滥的虚假医疗广告让老百姓深受其害。由于虚假医疗广告误导,每年有很多患者吃错药,延误治疗。仅 2015 年第一季度,国家食品药品监督管理总局通告查处的药品违法广告共 41096 条次,医疗器械违法广告共 2882 条次,保健食品违法广告共 9956 条次。38 个药品和 18 个保健食品广告因严重篡改审批内容进行违法宣传,被撤销或被收回广告批准文号。

点 评

　　虚假医疗广告以牟取非法利益为目的,侵害了患者的合法权益。其最直接的后果是,误导了患者,让患者盲目相信虚假广告的宣传,不仅会延误治疗,造成病情恶化,严重的还会带来生命危险。不仅如此,虚假医疗广告还会冲击合法的医疗广告,造成医疗资源的无端流失,使医疗行业诚信丧失,破坏医疗规范,进一步恶化医患关系。打击虚假医疗广告,一方面要加大处罚力度,增加发布虚假医疗广告的违法成本,另一方面广大群众要积极主动参与监督,共同为净化医疗广告环境出力。

案例 8　　　抗生素的中国式滥用

一、"超级细菌"的诞生

2010 年春节后不久,北京协和医院感染内科的主任医师刘正印碰到了一个棘手的病人。

患者是重症监护病房一名年仅 21 岁的女孩,刚刚接受了肺移植,但医生就在她的胸水和痰液中发现了高度耐药的鲍曼不动杆菌。

"它能抵抗我们手头几乎所有的抗生素。"刘正印说,这种微生物仅对一种名叫多粘菌素的药物敏感。多粘菌素是一种很老的抗生素,"但由于对肾脏有严重的损伤,早已退出市场"。

事实上,即使能找到多粘菌素,刘正印也不敢用,因为病人恰巧患有肾功能衰竭。"拿到化验报告后,我边看边问自己,还有什么办法能对付这种'超级细菌'呢?"这位传染病专家回忆说。

所谓"超级细菌",是指那些几乎对所有抗生素都有抵抗能力的细菌,它们的出现恰恰是因为抗生素的使用。

刘正印说,这名携带"超级细菌"的患者,在 13 岁时就被诊断出肺部囊性纤维化 —— 这是一种极易受到细菌感染的疾病。因此,在过去的 8 年,"她一直在反反复复地使用各种抗生素"。大量的抗生素虽然杀死了无数试图侵蚀女孩的细菌,但也"锤炼"出了不再害怕它们的"超级细菌"。

二、滥用抗生素助推"超级细菌"肆虐

2010 年 10 月,肖永红承担了中国科学技术协会的重大政策性研究课题"抗生素滥用的公共安全问题研究"。课题组对北京、湖北、四川、山东、宁夏五省市自治区的调查显示,目前国际医学界公认的"超级细菌"在中国已十分普遍,它们已经成为医院内感染的重要病原菌。

"它们之所以在医院里流行,是因为那里使用抗生素频率最高强度最大。"肖永红说。他们调查发现,在中国的住院患者中,抗生素的使用率达到 70%,外科患者更是几乎人人使用,比例高达 97%。

"由于缺乏相关知识,人们常认为抗生素就是退烧药、消炎药。能用高档的就不用低档的,能合用几种抗生素就不单用一种,能静脉滴注就不口服。这些做法无不助推了'超级细菌'的肆虐。"卫生部抗菌药物临床应用监测中心顾问专家、来自复旦大学附属华山医院抗生素研究所的张永信教授惋惜地说。

与此同时,不论是医生还是患者都乐意使用新型、广谱

抗生素,而这些本来是应该用于严重感染、挽救患者生命的。肖永红说,医院使用最多的10种抗生素中,超过一半是新型抗生素。

耐药性越强,意味着感染率和死亡率越高。肖永红等专家调查发现,在住院的感染病患者中,耐药菌感染的病死率(11.7%)比普通感染的病死率(5.4%)高出一倍多。也就是说,如果你感染上耐药菌,病死的概率就增大了一倍。

据此推算,2005年全国因抗生素耐药细菌感染导致死亡人数高达十万。

三、抗生素无处不在

抗生素,中国人习惯叫"消炎药",作为家庭的最常备药,人们只要有点儿头痛发热,都会习惯性地吃上几片。

肖永红等人调查推算,中国每年生产抗生素原料大约21万吨,除去原料出口(约3万吨)外,其余18万吨在国内使用(包括医疗与农业使用),人均年消费量在138克左右 —— 这一数字是美国人的10倍。

"可以说,当今几乎没有一个人一辈子未曾用过抗菌药。"张永信教授这样介绍抗菌药物。以拥有1600万人口的上海市为例,近五年的抽查发现,40多家样本医院使用的各类药物中,抗菌药物的费用高居首位,年消耗5亿~9亿元,约占全部药品费用的1/3。

在所有药品里,消费前十位中,抗生素占去半壁江山,如头孢拉定、头孢曲松、环丙沙星、左氧氟沙星等。

"由这些数据可见,抗菌药是何等常用。感染虽然仍在威胁着我们的健康与生命,但毕竟已不是国人死亡的首要病因,其药费却仍占首位,那就难以解释了。"张永信说,对于当今抗菌药物,尤其是抗生素,人们需要有正确的认识。

据 1995—2007 年疾病分类调查,中国感染性疾病占全部疾病总发病数的 49%,其中细菌感染性占全部疾病的 18%~21%。也就是说,真正需要使用抗生素的病人数不到20%,80% 以上属于滥用抗生素。

在肖永红看来,中国是世界上抗生素滥用最严重的国家。由于抗生素滥用,在中国,细菌整体的耐药率,要远远高于欧美国家,在 45% 左右。

点 评

我国已成为世界第一抗生素使用大国。近七成住院病人使用抗菌药物,平均 100 个患者 1 天消耗 80 人份的抗菌药物,是世界卫生组织发布的全球平均值的一倍多。而在英、美等发达国家,医院的抗生素使用率仅为 22% 至 25%。不恰当地选用抗菌类药物或服用剂量和药物调配不得当,都可能引发生命危险。另一方面,科学研究已证明,抗菌药物的使用量与细菌的耐药性成正相关,过度使用抗菌药物会导致病毒产生严重的耐药性,并对患者以及整个人类产生灾难性影响。因此,在规范医疗机构的抗菌药物运用的同时,提升公众对抗生素滥用危害性的认识也已成为当务之急。

2015 年 1 月 28 日,卫计委发布《关于印发进一步改善医疗服务行动计划的通知》,行动计划明确要求"推广临床路径",同时还提出"加强合理用药。运用处方负面清单管理、处方点评等形式控制抗菌药物不合理应用。至 2017 年底前综合医院住院患者抗菌药物使用率不超过60%,抗菌药物使用强度控制在每百人天 40ddds 以下,其他类别医院达到抗菌药物临床应用专项整治指标。规范激素类药物、抗肿瘤药物、辅助用药临床应用,加强临床使用干预,推行个体化用药,降低患者用药损害"。

2016 年 8 月 1 日,有"史上最严限抗令"之称的《抗菌药物临床应用管理办法》正式实施。办法明确,抗菌药物临床应用实行分级管理。根据安全性、疗效、细菌耐药性、价格等因素,将抗菌药物分为三级:非限制使用级、限制使用级与特殊使用级。

根据办法有关规定,医生开处方使用抗生素时,必须根据患者的症状、体征及血、尿常规等实验室检查结果,初步诊断为细菌性感染者才能应用抗菌药物。而缺乏细菌及病原微生物感染的证据,以及病毒性感染者,都不能应用抗菌药物。

办法实施后,根据相关规定,金霉素、氯霉素等 10 余种含有抗生素的眼药水也从 8 月 1 日起要凭医生处方才能购买。同时,对于未按照规定开具抗菌药物处方的医生,将被限制、取消处方权,甚至被暂停执业活动。

希望这一系列的"限抗令"能为抗生素的滥用套上紧箍。

案例 9　　　　　　　山东"疫苗案"

据报道,2016 年 3 月 11 日,济南市公安局侦破特大非法经营疫苗案,作案者庞某与其女儿孙某自 2010 年以来,非法购进 25 种儿童、成人用二类疫苗,未经严格冷链存储运输销往全国 18 个省市,涉案金额达 5.7 亿元。

涉案庞某曾是某医院的药剂师,为非法获利违法经营人用疫苗,2009 年被判处有期徒刑三年,缓刑五年。在缓刑期间,庞某不但不悔改,还带上刚从医学院毕业的女儿一起继续违法经营。去年,山东济南警方捣毁了其在天桥区租住的窝点,当场查获多种疫苗。经调查,庞某 5 年内违法经营的疫苗流向全国 24 个省市,仅下线就有 300 多人。

疫苗需全程冷藏却被常温下储存

2014 年年底,济南警方在对重点涉药(涉嫌药品违法犯罪)群体整治时,发现一名庞姓女子形迹可疑。民警在梳理线索时发现,庞某租住在天桥区某小区,还在天桥区一个废弃的毛巾厂租用一个仓库,其名下有一辆车。她每天生活很规律,基本是从住的地方去租用的仓库,然后再去物流市场发货。

民警发现，庞某每次从火车站接到大包裹的货后，就在小仓库和其女儿及聘用的一名男子将其分成小包，用泡沫箱装冰块后把小箱再发往全国各地。民警在掌握充足的证据后，2015 年 4 月 28 日下午，突击检查了庞某租用的仓库，当场抓获庞某的女儿孙某，查获用于预防脊髓灰质炎、腮腺炎等的二类疫苗、生物制品共 25 种，价值近 70 万元。

济南市公安局食药环犯罪侦查支队二大队大队长丛林介绍，庞某曾是菏泽市某医院的药剂师，2008 年被发现非法经营人用疫苗，2009 年被菏泽市中级人民法院判处三年有期徒刑，缓期五年执行。判决生效后，庞某继续从事疫苗药品非法经营活动，并于 2013 年到济南。

"我们在截留的货中发现，她们邮寄的是人用疫苗。"丛林说，庞某邮寄的货物有时一次能达上千支疫苗，都是自费的二类疫苗。据介绍，一类疫苗是免费接种的，二类疫苗是需要使用者付费的。

"我们查仓库时专门带了一支温度计，测试当时的温度是 14℃，而疫苗应该在 2℃~8℃ 恒温保存。"民警说，当时仓库内没有任何恒温措施，很多疫苗散放在地上，有的堆放在墙角处。

警方介绍，孙某 2014 年从济宁医学院毕业，毕业后没找到满意工作，就跟随母亲非法经营人用疫苗。当时见民警冲进仓库，孙某为阻止检查，竟在民警胳膊上咬了一口，随后装疯卖傻，"孙某说她母亲以前因这事被判过刑，所以知道后果严重,想阻碍检查"。

上下线400余人参与,不乏医药公司业务员

民警当场查获大量的记账本,上面详细记录了2名嫌疑人违法经营疫苗的过程。民警在查看庞某的电脑时发现,她加了"全国生物制品总群"等5个QQ群,庞某从群内获取信息,她的上线分布在国内十余个省市,有100余人给她供货,她分装后再发给约300名下线。民警查看庞某的记账本时发现,她经营的人用疫苗流向了全国24个省市。

庞某在网上发布药品信息,找到买家后,再把信息发给女儿,其女儿在仓库内负责发送物流。警方介绍,孙某看守的仓库内有一个冰柜和很多泡沫箱,需要发送药品时,孙某从冰柜内取出冰块放在泡沫箱中,打包后发货。据了解,给庞某供货的人多是一些医药公司的业务员或疫苗贩子,庞某为降低进货成本,有时会购买临近保质期的疫苗,在民警现场查获的疫苗中,保质期最近的距案发时甚至不足两个月。"很多药品在仓库时已经失效,只在运输途中加点冰块起不到任何作用。"一民警说。

案发后经监管部门核查,庞某母女俩非法经营的疫苗及生物制品,虽为正规厂家生产,但由于未按照国家相关法律规定运输、保存,脱离了2℃~8℃的恒温冷链,已难以保证品质和使用效果,注射后很可能产生副作用。

22 张银行卡 5 年走账 5.7 亿元

民警审查庞某的账本发现，她平时用 22 张银行卡走账，单是在她家里就查获十几册账本，1200 余份物流单据、4 部手机、1 部电脑等大量物品证据。孙某告诉民警，她以前曾反对母亲继续干违法的事，为此她们还吵过一次。孙某离开了济南，但后来看到母亲一个人在济南，就过来帮忙。"孙某原本计划在去年年底订婚，但因涉嫌犯罪，已被刑拘。"民警介绍。

警方查明，庞某和孙某平时联系国内的 100 余名医药公司业务员或疫苗非法经营人员，购入防治流感、乙肝、狂犬等病毒的 25 种人用二类疫苗或生物制品，每支加价 1 元到 2 元销给国内的 300 余名疫苗非法经营人员或少量疾控部门基层站点。

民警介绍，庞某之所以在第一次判刑缓刑期间继续从事非法经营疫苗，主要受赚巨额利润的诱惑。庞某从 2010 年至案发，涉嫌非法经营收款金额高达 3.1 亿余元，累计金额（含收入、支出）高达 5.7 亿元。

该报道见报时，庞某、孙某因涉嫌非法经营罪已被济南市公安局依法执行逮捕，案件已移送检察机关审查起诉；国内多家涉案医药公司及其业务人员因违规向无资质人员销售疫苗药品、生物制品，均受到当地食药监管部门的行政处罚。在 2016 年 4 月的国务院常务会议上根据已查明情况，依法依纪对食品药品监管总局、卫生计生委和山东等 17 个省(区、市)相关责任人予以问责,有关方面先行对 357 名公职人员等予以撤职、降级等处分。下一步还要坚决依法严惩违法犯罪和失职渎职行为,并根据案件查处情况,提出进一步问责处理意见。

点 评

如果说要用一个词来形容看到该新闻的第一感受,那就是"震惊":震惊于涉案疫苗数量如此之多,涉及地域范围如此之广。更震惊于庞某母女的能力如此惊人 —— 嫌犯甚至能在犯罪获刑的缓刑期间"重操旧业",变本加厉地作恶。还震惊于这起重大公共卫生事件被发现得如此之晚。

疫苗质量安全事关人民群众尤其是少年儿童生命健康,是不可触碰的"红线"。在声讨与谴责庞某母女的同时,我们更需反思的是监管的缺失。

依《疫苗流通和预防接种管理条例》规定,疫苗从研发到临床再到最后上市销售,要执行严格的审批签发制度;疫苗经营实行经营许可制度。庞某坐诊的防疫门诊不具备疫苗经营资格。而《疫苗储存和运输管理规范》里,对疫苗流通储运阶段的温度记录等信息也有明确要求。有前科的庞某,不可能具备真实的与疫苗经营规模相适应的储运设施设备目录、冷库平面布局图等申请经营资格。在该事件中这些高准入门槛、严监管标准近乎全线失守:先是疫苗批发企业违法将疫苗出售给她们,接着疫苗脱离监管"体外循环"后,又顺利进入"内管道",流入疾控部门、接种单位。也就是说，这条"黑色利益链"连着疫苗批发人员和地方疾控部门、接种单位等，庞某母女则处在关键位置。

而比追责更重要的是反思漏洞。由接种者自掏腰包的二类疫苗，本该对公众实现从出厂到销售的全程可追溯。值得注意的是，2008 年我国开始推广药品电子监管码，普通商品条形码是"一类一码"，药品电子监管码则是"一件一码"。可这项药品行业硬性指标已被取消，这让人遗憾。事实上，若有效利用既有的药品电子监管技术，借以实现全国覆盖的监管数据库，也与冷链存储监控信息衔接，或能避免其销售运输环节的脱缰。

都说"亡羊补牢"，但补牢也只是事后性补救：那些可能被贻误的生命，道出了"问题疫苗"问题之沉重，这是无法轻佻地用"亡羊"二字道出的痛。而对应的反思补缺，必须在力度上够得上抚慰和消弭这种锥心之痛。

延伸阅读

1. 我国一类疫苗和二类疫苗的区别

一类疫苗是政府扩大免疫规划使用的疫苗，使儿童能预防 12 种传染病，包括乙肝、脊髓灰质炎、麻疹、风疹、流行性腮腺炎、白喉、破伤风、百日咳、甲肝、乙脑、流行性脑脊髓膜炎和结核病。一类疫苗免费向中国儿童提供，也是儿童必须接种的疫苗。二类疫苗是父母自主选择自费为儿童补充接种的疫苗,例如可预防 B 型流感嗜血杆菌所致疾病、侵袭性肺炎链球菌病和轮状病毒胃肠炎。接种二类疫苗需自费。

2.疫苗运输需全程冷链

据悉,根据《疫苗储存和运输管理规范》规定,疫苗生产企业、疫苗批发企业应指定专人负责疫苗的发货、装箱、发运工作。发运前应检查冷藏运输设备的启动和运行状态,达到规定要求后,方可发运。疾病预防控制机构、疫苗生产企业、疫苗批发企业使用的冷藏车或配备冷藏设备的疫苗运输车在运输过程中,温度条件应符合疫苗储存要求。疫苗的收货、验收、在库检查等记录应保存至超过疫苗有效期两年备查。

案例 10　　　　幼儿园喂药事件

2014年3月初，西安市枫韵蓝湾小区内的枫韵幼儿园在未告知家长的情况下，给孩子服用"病毒灵"一事引起关注。院方称药片没有任何问题，但未事先告知家长，是工作疏忽。11日，该幼儿园被停业，相关部门介入调查并表示，园长及保健医生等3人已被公安机关拘留（3月12日《西安晚报》）。

为提高幼儿出勤率，增加幼儿园的收入，孙某（幼儿园法人）等人在明知自己没有取得法定资格的情况下，以吃药能预防幼儿感冒为由，擅自购买处方药盐酸吗啉胍片（ABOB，别名"病毒灵"）不定期地安排工作人员给园内的幼儿服用。自2008年11月到2013年10月该幼儿园冒用其他医疗机构的名称，从四家医疗批发零售的企业先后分10次购进盐酸吗啉胍片54600片，给幼儿服用的时间是每年春秋两季换季时，小班的孩子每次半片或一片，将药片溶进白开水，每天一次，连服两天。大班每次一片，连服三天，把药片发给孩子就着白开水服下，一般安排孩子在上午10时服药，幼儿园有时还会增加服药的次数。

除枫韵幼儿园外,西安市鸿基幼儿园也给孩子们喂药。

点 评

幼儿园本是开启孩子心智,让他们健康快乐成长的乐园,可是园方为了利益,居然瞒着家长给没病的孩子集体喂有毒副作用的药,一些孩子"吃药"的时间甚至长达三年,孩子的身体健康无辜受到摧残,这种做法简直就是丧心病狂,令人发指。震惊与愤怒,是公众的普遍反应。

其实幼儿园给没病的孩子喂药早有先例。2011年北京通州新天地幼儿园的180个孩子在没有感冒的情况下,被园方统一安排服用了两天儿童感冒药"优卡丹",其间,有孩子出现过敏症状,遗憾的是,该事件并未引起相关部门的足够重视,而是随着舆论的平息烟消云散。在"西安幼儿园事件"里,倘若不是家长发现了药物,"孩子集体吃药"的事情恐怕还会一直隐蔽地存在着。这也给教育、卫生等部门以及其他幼儿园敲响了警钟,规范学前教育办学行为、加强对幼儿园安全的管理,已显得十分迫切和重要。

首先,教育部门要切实履行监管职责,定期对幼儿园安全卫生等开展检查工作,监督各个幼儿园落实相关法规,对不规范不合法的行为要及早发现并及时处理;其次,卫生部门、药监部门要知悉并加强对辖区内幼儿园保健医生及药物的监管,建立起对幼儿园医务行为的定期巡检制度,既注重监督安全用药,又要注重对用药领域可能存在的利益勾兑情况;再者就是幼儿园的管理者,家长放心地将子女交到幼儿园手中，是希望孩子接受良好的教育并快乐地成长，利益固然重要，但切莫良心泯灭，碰触道德的底线，置孩子的安危于不顾，要知道幼儿园承载的是祖国的未来。

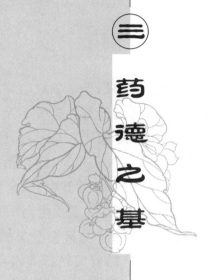

三 药德之基

敬畏生命

人命至重，有贵千金，一方济之，德逾于此。

—— 孙思邈（唐）

　　医药道德是医药学领域内调整医药人员与患者、服务对象关系，医药人员与社会关系及医药人员同仁关系的行为原则、规范的总和。它是一般社会道德在医药实践领域中的特殊表现。医药是特殊行业，主要体现在其活动无一例外关乎着人民群众的健康、安全和生命，这就决定医药行业从业人员必须怀有"敬畏生命"的慈悲和情怀。

　　随着社会进步与社会分工的形成，人类把握生命、控制生命的能力伴随着医药行业自身的独立和发展不断增强。医药业本身的存在和发展正是人们爱护生命、珍重生命的一种具体体现。人类崇拜生命、爱护生命的观念是医药事业发展的强大的内在动力。医药事业的发展始终置于生命神圣这一个至高无上的原则之下。无论是东方医学还是西方医学，都在医药文献中不断地重申这一宗旨。作为中国第一部医学经典著作《黄帝内经》就曾鲜明地指出说"天覆地载，万物悉备，莫贵于人"；被后代尊称为"药王"的孙思邈认为"人命至重，有贵千金"；希波克拉底誓言中提"我决尽我之所能与判断为病人利益着想而救助之，永不存一切邪恶之念。即使受人请求我亦决不给任何人以毒药，亦决不提此议"；迈蒙尼提斯祷文提及"永生之上天既命予善顾世人生命之康健,惟愿予爱护医道之心策予前进,无时或已"。可见古今中外的药学家把维持病人的生命作为自己最崇高的职责,自觉地把维护生命作为自己的使命,指导着医学实践,竭尽全力维护每一个生命。

敬畏生命是药德的基石。生命具有神圣性,这种神圣性体现在生命的不可替代性、生命的不可逆性和生命的基础性。作为和人类生命健康息息相关的医药人员,必须要有尊重生命的意识和理念。尊重生命要求医药人员在药学实践中树立生命至上理念,尊重、维护人的身体健康和生命安全,尽心竭力,尽职尽责为解决他人病痛而不懈努力,从根本上保证病人的生命利益,实现"生得更优秀、活得更舒适、死得更安逸"。

加强医药行业从业人员职业道德建设的重要性和紧迫性已不言而喻了。古今中外的"敬畏生命"思想对我们规范药德有很好的借鉴和启示作用。从"敬畏生命"伦理思想的视域下思考当前医药道德的内容,是对当前漠视生命、药害事件频发现象的反思,是对古今中外医药家们"尊重生命"思想的传承和发扬,也为医药道德的建设提供了新角度和新思路。

一、"敬畏生命"伦理思想解读

（一）阿尔贝尔·施韦泽"敬畏生命"思想

"敬畏生命"的伦理思想是由法国医学家、哲学家、诺贝尔和平奖获得者阿尔贝尔·施韦泽提出的:"善是保存和促进生命,恶是阻碍和毁灭生命。如果我们摆脱自己的偏见,抛弃我们对其他生命的疏远性,与我们周围的生命休戚与共,那么我们就是道德的。只有这样,我们才是真正的人;只有这样,我们才会有一种特殊的、不会失去的、不断发展的和方向明确的德行。"对他来说,善是保存生命、促进生命,使可发展的生命实现其最高价值。恶则是毁灭生命、伤害生命、压制生命的发展。这是思想必然的、绝对的伦理原理。可以说,这是施韦泽敬畏生命伦理思想的核心理念。

施韦泽的"敬畏生命"伦理思想主要包含了以下几层意思:第一,敬畏一切生命,包括一切动物和植物的生命,"敬畏生命的伦理促使任何人,关怀他周围的所有人和生物的命运,给予需要他的人真正的帮助";第二,肯定世界和肯定人生。"敬畏生命产生于有思想的生命意志,它包括对世界和人生的肯定与伦理",主张对社会生活抱着乐观主义态度,对一切生命都要抱有善意,给予任何生物的生命以关爱和敬畏;第三,"我们生存在世界之中,世界也生存于我们之中"。一切生命之间存在着普遍联系,人的生命依赖于其他生命。可以说,敬畏生命伦理的目的就是要扩大人类的道德责任范围,克服盲目的利己主义世界观。从而关怀自己周围的所有生物的命运,并给予他们真正人道的帮助。

(二)中国传统文化中"敬畏生命"的思想

"敬畏生命"的思想同样呼应着东方的智慧,我国传统文化中蕴藏着非常丰富"敬畏生命"的思想。"仁"作为儒家思想的核心体现,在对待自然、自己和他人的过程中无不体现出"敬畏生命"的思想。

首先，儒家思想倡导敬畏自然的生命。"天人合一"，体现了人与自然和谐共处以及敬畏大自然中生命的生态价值观。比如"草木零落，再入山林"的森林生态保护；"钓而不纲，弋不射宿"的怜悯之心；"昆虫未蛰，不以火田""不卵，不覆巢"和"不捕幼兽，不杀胎"等对动物的保护。其次，儒家思想提倡敬畏人的生命。"人，最为天下贵也"，体现了对人的价值的重视；"人者，天地之心"，充分表明了人的独立存在，作为万物之长的价值。而"亲亲为大"的孝悌思想、"仁者爱人"的仁爱理念以及"舍生取义"的义利取向等则充分体现了对他人生命的敬畏。

道家也蕴含着丰富"敬畏生命"的思想。道家的"道法自然"思想将人视为自然界的一部分，并认为"人是一个小天地"，人与自然之间是互为依赖，共生、共存和共荣的关系。要求人类因循自然，维护和尊重自然界的每一个生命，不要任意妄为。同时，道家也强调"贵生"思想。如老子反复强调生命的重要性，谆谆教导世人"修身""存身""保身"，与生命相比，名利都是微不足道的，甚至连"天下"也不足论。

二、"敬畏生命"伦理思想对药德的规定

医药道德是医药学领域内调整医药人员与患者、服务对象关系，医药人员与社会关系及医药人员同仁关系的行为原则、规范的总和。它是一般社会道德在医药实践领域中

的特殊表现。之所以说医药道德具有特殊性,是因为医药道德是调整医药学领域中人与人之关系,它涉及人的生命、疾病和健康这种最切身利益,关系到千家万户的悲欢离合。正因为这样明显的"生命关联性",从"敬畏生命"伦理思想视域下思考药德的内容,显得非常有必要。

（一）仁心仁术

仁心仁术是药德的基础。孙思邈认为"人命至重,有贵千金,一方济之,德逾于此"。祖国传统医药伦理思想认为医药是"仁术",是以救人活命为本,是一项神圣的事业。医药学家必须以救人疾苦为己任,以仁爱精神为准则。在医药学实践中,医药人员对服务对象一定要具有仁爱之心,同情、体贴患者疾苦,对患者、服务对象极端负责,尊重患者、服务对象的人格,一视同仁,满腔热情地为患者、服务对象服务。

（二）理明术精

理明术精是药德的核心。医药实践活动具有很强的专业性和科学性,从事医药而不学无术,不仅不能帮人,而且还会害人。没有扎实精湛的医药技术,任何的药德品质都是纸上谈兵。清代著名医药学家赵晴初指出:"医非博不能通,非通不能精,非精不能专,必精而专,始能由博而约。"理明术精要求医药人员勤奋好学、孜孜不倦,做到博学、精通和专约,做到"无一方不洞悉其理,无一药不精通其性"。用扎实的药理知识、专业的药学技术和娴熟的业务技能奉献于医药事业。

（三）责任至上

责任至上是药德的关键。应该说，责任意识是任何职业活动所要求的品质之一，但是，对于承载着"健康所系，性命所托"的医药行业来说，其责任意识的重要性是不言而喻的。我国传统药业道德思想特别强调"精心炮制，谨慎用药"。用药不慎，无异于杀人。《本草类方》一书指出："夫用药如用刑，误即便隔死生……盖人命一死不可复生，故须如此详谨，用药亦然……庸下之流孟浪，乱施汤剂，逡巡便至危殆，如此杀人何太容易？"

责任至上要求医药人员在医药的生产、流通、使用、管理、服务等各个环节中对患者、对他人、对社会应尽的义务以及对这种义务有强烈的认同感和责任感，具体到工作实践中，能做到认真负责，一丝不苟，刻苦钻研，精益求精。

（四）科学规范

科学规范是药德的保障。医药实践活动是一项严谨、严肃和科学的活动，药品的质量关系到人民的健康，医药产品的研制、生产、经营和使用都要严格按照国家制定的法律法规进行，这不仅是严格的法律规定，是药德的基本要求，也是顺利实施医药活动的保障。科学规范要求医药人员坚持实事求是的科学态度和严谨治学的科学学风，具备良好规范意识，形成遵守规则的良好习惯。一方面要求其具有良好的专业知识和操作技能，熟悉各项规章制度；另一方面要求其有科学严谨的态度，尊重科学规律，一丝不苟地执行科学规程和操作规范，保证万无一失。

"医药道德"规范文献

忘欲探艺
——《伤寒杂病论》自序

（东汉）张仲景

余每览越人入虢之诊,望齐侯之色,未尝不慨然叹其才秀也。怪当今居世之士,曾不留神医药,精究方术,上以疗君亲之疾,下以救贫贱之厄,中以保身长全,以养其生。但竞逐荣势,企踵权豪,孜孜汲汲,惟名利是务,崇饰其末,忽弃其本,华其外,而悴其内。皮之不存,毛将安附焉。卒然遭邪风之气,婴非常之疾,患及祸至,而方震栗;降志屈节,钦望巫祝,告穷归天,束手受败。赍百年之寿命,持至贵之重器,委付凡医,恣其所措。咄嗟呜呼! 厥身已毙,神明消灭,变为异物,幽潜重泉,徒为啼泣。痛夫! 举世昏迷,莫能觉悟,不惜其命,若是轻生,彼何荣势之足云哉! 而进不能爱人知人,退不能爱身知己,遇灾值祸,身居厄地,蒙蒙昧昧,蠢若游魂。哀乎! 趋世之士,驰竞浮华,不固根本,忘躯徇物,危若冰谷,至于是也。

《千金方·论大医精诚第二》

(唐)孙思邈

张湛曰:夫经方之难精,由来尚矣。今病有内同而外异,亦有内异而外同,故五脏六腑之盈虚,血脉荣卫之通塞,固非耳目之所察,必先诊候以审之。而寸口关尺,有浮沉弦紧之乱;俞穴流注,有高下浅深之差;肌肤筋骨,有厚薄刚柔之异。唯用心精微者,始可与言于兹矣。今以至精至微之事,求之于至粗至浅之思,岂不殆哉!若盈而益之,虚而损之,通而彻之,塞而壅之,寒而冷之,热而温之,是重加其疾,而望其生,吾见其死矣。故医方卜筮,艺能之难精者也。既非神授,何以得其幽微? 世有愚者,读方三年,便谓天下无病可治,及治病三年,乃知天下无方可用。故必须博极医源,精勤不倦,不得道听途说,而言医道已了,深自误哉!

凡大医治病,必当安神定志,无欲无求,先发大慈恻隐之心,誓愿普救含灵之苦。若有疾厄来求救者,不得问其贵贱贫富,长幼妍媸,怨亲善友,华夷愚智,普同一等,皆如至亲之想。亦不得瞻前顾后,自虑吉凶,护惜身命,见彼苦恼,若己有之,深心凄怆,勿避险巇,昼夜、寒暑、饥渴、疲劳,一心赴救,无作工夫形迹之心,如此可为苍生大医,反之则是含灵巨贼。自古名贤治病,多用生命以济危急,虽曰贱畜贵人,至于爱命,人畜一也。损彼益己,物情同患,况于人乎! 夫杀生求生,去生更远,吾今此方,所以不用生命为药者,良由此也。

　　其虻虫水蛭之属，市有先死者，则市而用之，不在此例。只如鸡卵一物，以其混沌未分，必有大段要急之处，不得已隐忍而用之，能不用者，斯为大哲亦所不及也。其有患疮痍、下痢，臭秽不可瞻视，人所恶见者，但发惭愧凄怜忧恤之意，不得起一念蒂芥之心，是吾之志也。

　　夫大医之体，欲得澄神内视，望之俨然，宽裕汪汪，不皎不昧，省病诊疾，至意深心，详察形候，纤毫勿失，处判针药，无得参差，虽曰病宜速救，要须临事不惑，唯当审谛覃思，不得于性命之上，率尔自逞俊快，邀射名誉，甚不仁矣。又到病家，纵绮罗满目，勿左右顾眄，丝竹凑耳，无得似有所娱，珍馐迭荐，食如无味；醽醁兼陈，看有若无。所以尔者，夫一人向隅，满堂不乐，而况病人苦楚，不离斯须，而医者安然欢娱，傲然自得，兹乃人神之所共耻，至人之所不为，斯盖医之本意也。

　　夫为医之法，不得多语调笑，谈谑喧哗，道说是非，议论人物，炫耀声名，訾毁诸医，自矜己德，偶然治瘥一病，则昂头戴面，而有自许之貌，谓天下无双，此医人之膏肓也。老君曰：人行阳德，人自报之；人行阴德，鬼神报之；人行阳恶，人自报之，人行阴恶，鬼神害之。寻此贰途，阴阳报施，岂诬也哉？

　　所以医人不得恃己所长，专心经略财物，但作救苦之心，于冥运道中，自感多福者耳。又不得以彼富贵，处以珍贵之药，令彼难求，自眩功能，谅非忠恕之道。志存救济，故亦曲碎论之，学者不可耻言之鄙俚也！

医家十要

——《万病回春·医家病家之要》

（明）龚廷贤

一存仁心，乃是良箴，博施济众，惠泽斯深。
二通儒道，儒医世宝，道理贵明，群书当考。
三精脉理，宜分表里，指下既明，沉疴可起。
四识病原，生死敢言，医家至此，始称专门。
五知气运，以明岁序，补泻温凉，按时处治。
六明经络，认病不错，脏腑洞然，今之扁鹊。
七识药性，立方应病，不辨温凉，恐伤性命。
八会炮制，火候详细，太过不及，安危所系。
九莫嫉妒，因人好恶，天理昭然，速当悔悟。
十勿重利，当存仁义，贫富虽殊，施药无二。

《外科正宗》

（明）陈实功

一戒：凡病家大小贫富人等，请观者便可往之，勿得迟延厌弃，欲往而不往，不为平易。药金毋论轻重有无，当尽力一例施与，自然阴骘日增，无伤方寸。

二戒：凡视妇人及孀尼僧人等，必候侍者在旁，然后入房诊视，倘旁无伴，不可自看。假有不便之患，更宜真诚窥睹，虽对内人不可谈,此因闺阃故也。

三戒:不得出脱病家珠珀珍贵等送家合药,以虚存假换,如果该用,令彼自制入之。倘服不效,自无疑谤,亦不得称赞彼家物色之好,凡此等非君子也。

四戒:凡救世者,不可行乐登山,携酒游玩,又不可片时离去家中。凡有抱病至者,必当亲视,用意发药,又要依经写出药帖,必不可杜撰药方,受人驳问。

五戒:凡娼妓及私伙家请看,亦当正己,视如良家子女,不可他意见戏,以取不正,视毕便回。贫窘者药金可璧,看回只可与药,不可再去,以希邪淫之报。

一要:先知儒理,然后方知医理,或内或外,勤读先古名医确论之书,须旦夕手不释卷,一一参明融化机变,印之在心,慧之于目,凡临证时自无差谬矣。

二要:选买药品,必遵雷公炮炙,药有依方侑合者,又有因病随时加减者,汤散宜近备,丸丹须预制,常药愈久愈灵,线药越陈越异,药不吝珍,终久必济。

三要:凡乡井同道之士,不可生轻侮傲慢之心,切要谦和谨慎,年尊者恭敬之,有学者师事之,骄傲者逊让之,不及者荐拔之,如此自无谤怨,信和为贵也。

四要:治家与治病同,人之不惜元气,斫丧太过,百病生焉,轻则支离身体,重则丧命。治家若不固根本而奢华,费用太过,轻则无积,重则贫窘。

五要:人之受命于天,不可负天之命。凡欲进取,当知彼心顺否,体认天道顺逆,凡顺取,人缘相庆,逆取,子孙不吉。

为人何不轻利远害，以防还报之业也？

六要：里中亲友人情，除婚丧疾病庆贺外，其余家务，至于馈送往来，不可求奇好胜。凡馔只可一鱼一菜，一则省费，二则惜禄，谓广求不如俭用。

七要：贫穷之家及游食僧道衙门差役人等，凡来看病，不可要他药钱，只当奉药。再遇贫难者，当量力微赠，方为仁术，不然有药而无伙食者，命亦难保也。

八要：凡有所蓄，随其大小，便当置买产业以为根本，不可买玩器及不紧物件，浪费钱财。又不可做银会酒会，有妨生意，必当一例禁之，自绝谤怨。

九要：凡室中所用各种物具，俱要精备齐整，不得临时缺少。又古今前贤书籍，及近时明公新刊医理词说，必寻参看，以资学问，此诚为医家之本务也。

十要：凡奉官衙所请，必要速去，无得怠缓，要诚意恭敬，告明病源，开具药方。病愈之后，不得图求扁礼，亦不得言说民情，至生罪戾。间不近公，自当守法。

药师信条
——《广济医刊》第 12 卷（1935）

技术须迅速而精密以利业务的发展
动作须活泼而谨慎以免忙中的错误
施行仁术以尽慈善之义务

依照药典以重病民之生命

制造调配确实以增新医之声誉

清洁整齐弗怠以释外人之疑虑

不许冒充医师以清职业之界限

不许诽谤他人以丧自己之人格

非礼之心勿存养成规矩的态度

非义之利勿取养成正当的行为

勿卖假药须清白的辨别

勿买仇货须切实的觉悟

弗配害人之处方本良心而尽天职

弗售毒杀之药品恃药律以保民生

遵守旧道德以除一切之不正

遵守新生活以除一切之恶习

疑事切弗自专以减过失

余暇多看书报以广知识

凡事须亲自操作以免隔阂之弊

每日摘记要以免穷思之苦

希波克拉底誓言

仰赖医神阿波罗·埃斯克雷波斯及天地诸神为证,鄙人敬谨宣誓,愿以自身能力及判断力所及,遵守此约。凡授我艺者敬之如父母,作为终身同业伴侣,彼有急需,我接济之。

视彼儿女，犹我兄弟，如欲受业，当免费并无条件传授之。凡我所知，无论口授书传，俱传之吾与吾师之子及发誓遵守此约之生徒，此外不传与他人。

我愿尽余之能力与判断力所及，遵守为病家谋利益之信条，并检束一切堕落及害人行为，我绝不将危害药品给予他人，并不做该项之指导，虽有人请求亦必不与之。尤不为妇人施堕胎手术。我愿以此纯洁与神圣之精神，终身执行我职务。凡患结石者，我不施以手术，此则有待于专家为之。

无论至于何处，遇男或女，贵人及奴婢，我之唯一目的，为病家谋幸福，并检点吾身，不做各种害人及恶劣行为，尤不做诱奸之事。凡我所见所闻，无论有无业务关系我认为应守秘密者，我愿保守秘密。尚使我严守上述誓言，请求神祇让我生命与医术能得无上光荣。我苟违誓，天地鬼神实共殛之。

迈蒙尼提斯祷文

永生之上帝既命予善顾世人生命之康健，唯愿予爱护医道之心策予前进，无时或已。毋令贪欲、吝念、虚荣，名利侵扰予怀，盖此种种胥属真理与慈善之敌，足以使予受其诱而忘却为人类谋幸福之高尚目标。

愿吾视病人如受难之同胞。

愿上帝赐予以精力、时间与机会，俾得学业日进，见闻日广,盖知也无涯,涓涓日积,方成江河。且世间医术日新,觉今是而昨非,至明日又悟今日之非矣。

神乎,汝既命予善视世人之生死,则予谨以此身许职,于今为予之职业祷告上天:

事功艰且巨;愿神全我功。

若无神佑助,人力每有穷。

启我爱医术,复爱世间人。

存心好名利,真理日沉沦。

愿绝名利心,服务一念诚。

神清求体健,尽力医病人。

无分爱与憎,不问富与贫。

凡诸疾病者,一视如同仁。

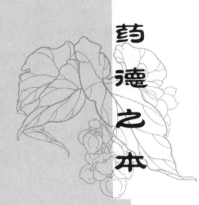

四

药德之本

仁心仁术

名随市人隐，德与佳木长。

—— 苏东坡《种德亭》

仁心仁术，是药德的基础。

之所以说医药道德具有特殊性，是因为医药道德调整医药学领域中人与人之关系，它涉及人的生命、疾病和健康这些切身利益，关系到千家万户的悲欢离合。从这种高度"生命关联性"出发，医药道德的基础是仁心仁术。

东西方很多医德经典文献都对从事医药职业的人提出了全面的职业行为要求，其中包含了对病人生命的珍重，对病人人格的尊重和对同行的敬重等鲜明而广泛的人道思想。

案例 1　　　　　　杏林佳话

　　三国时期吴国的董奉,是一位杰出的医学家。他精通医理,医术精湛,不仅善于治疗常见病,多发病,而且对于危重病人的抢救与治疗,往往也能获得相当惊人的疗效。老百姓十分敬重他,甚至将他视为"仙人"。更为难得的是,董奉医德十分高尚。虽然医名大振,求治者应接不暇,他始终坚持为病人施治不计报酬,对于贫病者,赠医送药,不取分文。只是,他有一个很特殊的要求:凡治愈一个重病人,希望病愈者在他的房前屋后栽种 5 棵杏树;治愈一个轻病人,则希望病愈者栽种 1 棵杏树。

　　如此多年,董奉的房前屋后杏树成林,郁郁葱葱。董奉自居杏林之中,淡泊宁静,以为人间佳境。每当春天到来,繁花似锦,春色满园。待杏黄时节,硕果累累,百里飘香。董奉在林中建一简易仓房,置一容器于仓中,张榜宣誓,有欲买杏者,每一器谷易一器杏,自行取去,不必通报。这样,每年以杏换得大量粮食,除自给之外,全部用于帮助无依无靠的老弱贫病者及儿童,或行旅不逮之人。

　　董奉去世之后,妻女继承他的遗志,依旧卖杏救贫。据

《寻阳记》所载："杏在此岭上，有树百株，今犹称董先生杏林。"杏林佳话由此而流传下来，出于人们对董奉的崇敬与爱戴，"杏林"也慢慢成为中医的誉称。

点 评

明代诗人李时勉的《杏林》诗云："花近药栏春雨霁，阴浮苔径午风清。岩前虎卧云长满，树底人来鸟不惊。"诗歌描绘了杏林仙境的独特风光，再现了杏林中人与自然和谐共处，人与人之间信任互助的美好情景。董奉与杏林的故事是中国道教文化和医药文化交融辉映的典范，他的高超医术和高尚医德感召了后世无数的良医贤士。以至千百年来，"杏林"一词几乎成了中医的代名词，至今人们还用"杏林春暖"来称赞医德高尚的医生。

案例2　　　　　　橘井流芳

相传，汉文帝时候，在今湖南郴州地方，有一个叫苏耽的人，幼年死了父亲，与母亲一起住在城郊，相依为命。苏耽对母亲极为孝顺，得到邻里的赞誉。在他将要离开人世的时候，心里仍念念不忘老母亲，对她说："明年天下将流行大疫。我家庭院里有一口井，旁边有一棵橘树。只要取井水一升，橘叶一片，煎汤饮服，疫病就会痊愈。"第二年，果真如苏耽所说，发生了严重的瘟疫。苏母不但用儿子所告的方法，使自己幸免于瘟疫，而且把井水和橘叶广施给疫病患者，拯救了成千上万人的生命。

据医史学者考证，苏耽确有其人，他的故居在原郴州城东门外，后来曾被改建成"橘井观"。苏耽死后回归了仙籍，被称为"苏仙公"。古典文学名著《聊斋志异》中就写了有关"苏仙公"的故事；现在郴州还有苏仙岭，岭上有苏仙观、升仙台等。杜甫在一首送给一位到郴州去的亲戚的诗中写道"郴州颇凉冷，橘井尚凄清"，就是引用了这个典故。

点 评

　　后人将橘井流芳与杏林佳话合称为"橘井杏林"，后有人将"橘井杏林"又衍化成了"龙蟠橘井，虎守杏林"，有人还把它写成一副对联："董氏杏林凭虎守，苏家橘井有龙蟠。""橘井杏林"成为我国传统医药史上赞颂高超医术、高尚医德的著名典故，也是医师仁心仁术的象征。明代文学大家王世贞曾作诗道："橘井汲后绿，杏林种时红。此橘复何忧？年年领春风。"

案例 3　　　　"悬壶济世"的传说

悬壶济世是古代颂誉医者救人于病痛之词。这里的"壶"不是我们平常所说的"壶"，而是指葫芦。你或许不明白为什么一些中药店门前要挂一个葫芦，但是，提到"葫芦里不知卖的什么药"这句俗语，你就会知道这葫芦里装的肯定与药有关。

葫芦，古代称作"壶"，俗称葫芦瓜，古代道家的象征之一。《诗经·豳风·七月》中"八月断壶"，特指的就是盛药的葫芦，即"药葫芦"。古今许多神话故事，几乎涉及药就有葫芦。传说中的"八仙"之一铁拐李，就常背一个装有"灵丹妙药"的葫芦，周游江湖，治病救人。神话小说《西游记》第五回中说："大圣直至丹房里面，寻访（老君）不遇，但见丹灶之旁，炉中有火。炉左右安放着五个葫芦，葫芦里都是炼就的金丹 …… 他就把那葫芦都倾出来，就都吃了，如吃炒豆相似。"小说中也说到这种葫芦的作用是盛放丹药。

关于悬壶济世有两个传说。

传说一

传说世有壶翁（约公元 2 世纪），不知其姓名，一称壶公。"一说壶公谢元，历阳人，卖药于市。不二价，治病皆愈。语人曰：服此药必吐某物，某日当愈，事无不效。日收钱数万，施市内贫乏饥冻者。"以此观之，壶翁乃身怀医技、乐善好施之隐士医者。因其诊病货药处常悬一壶为医帜，所以人称壶翁。"壶翁曾传医术于费长房"，此记载虽语涉传奇，但若揭其神诞外衣，不难知壶公、费长房乃东汉时名医。壶公的事迹传之甚广，历代医家行医开业，几乎无不以"悬壶之喜"等为贺，或于诊室悬葫芦为医之标志，今仍有不少药店、制药厂等沿以为用。

传说二

《后汉书·方术列传》上记载着一个奇异的传说：东汉时有个叫费长房的人。一日，他在酒楼喝酒解闷，偶见街上有一卖药的老翁，悬挂着一个药葫芦兜售丸散膏丹。卖了一阵，街上行人渐渐散去，老翁就悄悄钻入了葫芦之中。费长房看得真切，断定这位老翁绝非等闲之辈。他买了酒肉，恭恭敬敬地拜见老翁。老翁知他来意，领他一同钻入葫芦中。他睁眼一看，只见朱栏画栋，富丽堂皇，奇花异草，宛若仙山琼阁，别有洞天。后来，费长房随老翁十余日学得方术，临行前老翁送他一根竹杖，骑上如飞。返回故里时家人都以为他死了，原来已过了十余年。从此，费长房能医百病,驱瘟疫,令人起死回生。这仅是一则神话传说,但却为行医者蒙上一层"神秘外衣"。后来,民间的郎中为了纪念这个传奇式的医师,就在药铺门口挂一个药葫芦作为行医的标志。如今,虽然中医大夫"悬壶"已很少见到,但"悬壶"这一说法却保留了下来。

点 评

医者仁心,以医技普济众生,世人称之,便有悬壶济世之说。后来人皆称卖药的、行医的为"悬壶",美称医生职业为"悬壶济世",历代医家行医开业则以"悬壶之喜"等为贺。时至今日,仍有不少行医者悬葫芦在诊室当作行医的标志,这种做法更被众多药店、制药厂等沿用。

案例 4　　　　　　流贬文人也悬壶

公元805年,"永贞革新"失败,刘禹锡初贬连州,途间,再贬为朗州司马。这次,他与连州缘悭一面。十年后,"紫陌红尘拂面来",刘禹锡因诗获罪,被贬播州(今贵州遵义),未成行,又改任连州刺史。一场相遇,便是四年半。

刘禹锡对医学颇有研究,平时注重收集民间秘方。当地发瘟疫时,刘禹锡发现山寨中的原住居民却身体强健,很少患病,细问得知他们是按"神婆"传下的秘方,爬上山顶采来叶面呈白色的一种藤叶,煎茶服用,以驱百病。刘禹锡便请来茶师,将这种藤叶制成茶饼,发给居民,成为家居必备之物,终于解除了当地的疫病。后来,饮用白茶的习俗在连州就一直被保留了下来。他还重视收集整理民间药方,结合自己40多年积累的验方,编成了《传信方》医书,其中许多简单易懂的方法,让连州人受益。后来这部《传信方》还漂洋过海,传到了东南亚。

苏轼是我国北宋时期的文坛魁首,他不但精通文学、诗、词、赋和书法,而且在中医药学、养生学方面也颇有建树。苏轼在杭州做知府时,瘟疫时发,为了使黎民百姓免于疫病之苦，苏轼从个人的俸禄中拿出 50 两黄金，在城中建了一座名叫"安乐坊"的病坊，三年之中就医治了近千名病人，受到百姓的爱戴，也引起北宋朝廷的重视。据说这是我国历史上最早的公私合资医院，亦是当时全国最大的民间医院。后来，病坊由专派的僧人主持。

宋元丰年间（1078—1085）苏轼因反对王安石新法，被贬官黄州，适逢该地瘟疫泛滥，苏轼专程访眉山巢谷，并得一秘方"圣散子"。巢谷传授给他时，曾让苏轼指江水为誓，保证永不传人。为了控制瘟疫，苏轼以民生为重，将药方公之于百姓。苏轼对中医理也有研究，认为重虚有实候，而大实有羸状，差之毫厘，便有死生祸福之异。并批评那些士大夫"秘其所患而求诊，以验医之能否，使索病于冥漠之中，辨虚实冷热于疑似之间"。苏轼有医论、医方存世，著名的《苏学士方》便是他收集的中医药方。后来人们把苏轼收集的医方、药方与沈括的《良方》合编成《苏沈良方》，至今犹存。

苏轼在《赠眼医王生彦若》一文中，把眼睛的生理、病理描写得淋漓尽致。他还提出饮茶可以防龋之说。更有趣的是，由于苏轼是大书法家，他的字是珍品，求之不易，有些人见他开处方，就备了写有自己名字的优质纸张，佯装生病来请他诊治，盼得墨迹。苏轼明知他们无病求医，却从不拒绝，利用开处方宣传医药卫生常识。他开给一个叫张鹏的一张处方写道："张君持纸求书，望得良药，记得春秋战国时有张药方，我照服很有见效，不妨奉上，主要是四味药：一日无事以当贵,二日早寝以当富,三日安步以当车,四日晚食以当肉。"

点 评

在很多人的印象中,刘禹锡与苏轼是大诗人。事实上,刘禹锡与苏轼不仅在诗文方面有非凡的造诣,而且对医药学也颇有研究,并为后世留下了有影响力的药方专著。他们研究和学习医学不光是为自己治病延寿,更多的是为民众救死扶伤,履践儒家"以济世利天下"的人生最高理想,是为仁心。张仲景在《伤寒论》中说的"进则救世,退则救民",形容刘苏二位非常贴切。医者,上可以疗君亲之疾(御医),下可以救贫贱之厄,中以保身长全,是为仁术。

案例 5 "是乃仁术"—— 胡庆余堂的祖训

胡庆余堂由"红顶商人"胡雪岩斥巨资开设,其名取自《周易》"积善之家,必有余庆;积不善之家,必有余殃"。可见,胡庆余堂创办药业是为了行善积德,博施济众。在今天,胡庆余堂门楼上还保留着创始人胡雪岩所立"是乃仁术"四个大字。在中国古代的儒教社会中,医学者享有崇高的地位,"不为良相则为良医",这是士人的人生理想。"医者父母心"这是百姓对医生的高度评价。儒家的核心思想乃是一个"仁"字,而这与救死扶伤的医道恰好吻合。这四个字出自《孟子·梁惠王上》:"无伤也,是乃仁术也。"反映了当时就有难能可贵的诚实守信和治病救人的仁义。当时的胡雪岩,其事业发展已如日中天,可见胡雪岩创办胡庆余堂并不为其经济效益,而是为了实现其"兼济天下"的理想。

点　评

　　数百年来胡庆余堂一直铭记"是乃仁术"这一祖训,我想这也是胡庆余堂立身一百多年经久不衰的法宝之一,沉淀了中国传统商业文化的精华。在如今急功近利、诚信缺失的社会环境下,真正能秉承这种文化的企业方能长盛不衰,永葆发展活力。

案例 6   长春洞里治咳传奇 —— 潘高寿

清光绪十六年（1890 年），广东开平人潘百世、潘应世深感国势衰弱，怀着"济人济世"之心，在古广州城中轴线上的南关高第街开设了药铺，制作出售传统蜡丸，开启了南药老铺的百年传奇。

潘氏兄弟有感于民众普遍有"长春不老、益寿延年"的良好愿望，又有悟于潘氏族人多以高寿辞世，便以"长春洞潘高寿"为药店标识。因"潘"字与"攀"字的官话谐音，故此标识既点出了店属谁家，又寄予了"长春洞里攀高寿"之意，昭明了潘氏兄弟办药铺存心济世之志。这便是潘高寿的前身。

20 世纪 20 年代，潘应世四子潘郁生接任药铺司理。他决意秉承祖辈"积功累德，济人济世"的宗旨，创制出百姓所需的良药，振兴中医药。

潘郁生看到春夏之交乍暖还寒，人们容易患伤风咳嗽，但市面出售的治咳药多是独味单方，治咳疗效并不显著，于是，他便潜心钻研，最终创制出博采中西之长、老少咸宜的治咳新药 ——"潘高寿川贝枇杷露"，堪称中国咳嗽糖浆剂中成药的鼻祖。"潘高寿"牌川贝枇杷露等名牌产品销路不断扩展,还出口港澳和东南亚等地。

1979 年,国家实行经济体制改革,广州市药材公司停止收购潘高寿川贝枇杷露。产品一下子大量积压。当时"独抱琵琶"(因只有川贝枇杷露一个畅销产品而得此称谓)的潘高寿,因此陷入困境,"琵琶断弦"。

"断弦"的现实使潘高寿人认识到继续"独抱琵琶"已难以发展,通过认真研究,潘高寿找到医治"断弦"症结的良方,就是多品种、多剂型地开发治咳系列药物。于是,知名治咳产品—— 蛇胆川贝液、蛇胆川贝枇杷膏、蜜炼川贝枇杷膏便在这时期陆续诞生。潘高寿成为了世人眼里治咳方面不可替代的元老。只要一咳嗽,就想到潘高寿,"百年品牌,治咳世家"的印象已深深烙在世人心里。

就这样,自 1890 年创号以来,潘高寿经世代制药人的保护和弘扬,如今已经成为岭南中药文化的杰出代表和佼佼者。

点 评

秉承"积功累德潘高寿,妙药灵丹济世人",潘高寿跨越百年历史,如今成了一个以治咳药而闻名的国药老字号企业。不仅顺利通过了 GMP 认证,潘高寿凉茶(72 号秘方及其专用术语)入选国家级非物质文化遗产;"潘高寿传统中药文化"被列入第二批国家级非物质文化遗产名录。至此,潘高寿已成为全国唯一拥有"中华老字号"及"双国遗"荣誉的中药企业。潘高寿公司始终牢记"积功累德,济人济事"的祖训,以"健康、快乐、高寿"的品牌形象造福人类。

案例 7　　　　王老吉解热去火一碗甩

　　王老吉凉茶发明于清道光年间，至今已有 180 多年，被公认为凉茶始祖。到了近代，王老吉凉茶更是随着华人的足迹遍布世界各地。一碗甘苦的"王老吉"，能消暑解困、除湿清热，专治湿热积滞、口干尿赤、喉痛发烧、四时感冒，被称为"广东凉茶王"。

　　这碗"凉茶王"是平民草医王泽邦所创。清道光年间（1821—1850），广州爆发瘴疬，疫症蔓延。王泽邦为挽救患者，不惜以身试药，研制出一种凉茶配方。这种凉茶不仅解除了乡民的病痛，也帮助乡民躲过了天花、疫症等灾难。为表王泽邦济世之功，林则徐将印有"王老吉"三个金字的大铜壶赠予王泽邦，寓意悬壶济世。从此，王泽邦以"王老吉"为号，首创凉茶铺，兼卖王老吉药茶包，济世利人，百年品牌，应运而生。道光十七年（1837 年），王泽邦在广州开设凉茶店，命名为"王老吉"。

　　清咸丰二年（1852 年），王泽邦被册封为太医令。至其第三代时，"王老吉凉茶"已行销全球华人地区，其孙王裕恒于 1870 年至港，在文武庙设店，市道兴旺。梁启超就在其著作《新大陆游记》一书提及王老吉：西人有喜用华医者，故业此足以致富。有所谓王老吉凉茶，在广东贴铜钱两文、售诸西人或五元或十元美金不等云。

点　评

被称为"药侠"的王老吉创始人王泽邦（又名王阿吉），本为岭南医人，为解民众疫症之苦，访遍名医，才创制出王老吉凉茶。因而，王老吉自创始之日起就胸怀"济世利人"的医者情怀。从王老吉药铺到王老吉制药厂，直至如今的王老吉大健康产业，为了民众的健康事业，王老吉已经坚守了180余年。

案例 8　　　抗非典，向冯根生致敬

2003 年初，一种严重威胁人类生命的传染性非典型肺炎在我国和世界 20 多个国家及地区肆虐！"非典"危急，杭州青春宝集团作为中国最大的中药生产企业之一，以最积极的姿态全身心地投入到抗非典的斗争中去。

1874 年，瘟疫流行杭州，来势汹汹，四处蔓延，危难面前，当时的红顶商人胡雪岩开办的江南名店胡庆余堂很快研制出"辟瘟丹"，并无偿布施于广大民间，使数以万计的百姓得救。杭州历史记下了这一页。青春宝集团的前身杭州第二中药厂，正是江南药王胡庆余堂的一个制胶车间。集团董事长、全国优秀企业家冯根生则是胡庆余堂的最后一名学徒和传人。

面对非典的威胁，青春宝集团紧急行动起来。青春宝人表示，旧社会，老祖宗能做到的，我们今天生活在社会主义制度，有中国共产党领导，一定要做得更好。董事长冯根生向社会公开承诺青春宝集团立即做好四件事：一、青春宝药业公司下属的各药店所有有利于预防非典的药品，一律赔本让利销售，本企业承担亏损。二、向抗击在非典一线的

医护人员赠送一批保健品,以提高医护人员自身的免疫力。三、捐赠一笔资金,救助经济困难的非典患者家庭。四、增加科研投入,集中力量,与国内有关科研机构联手,抓紧研制治疗非典的特效药。胡庆余堂国药号从祖传的药方中挑选出最好的预防非典中药供应社会,每帖药的成本价为7元多,实际销售价只收5元8角多,一帖亏损1元多,每天出药3万多帖,一天要亏4万元,持续了10多天。更为严重的是,有关中药材还在不断涨价,有的涨了10多倍。但胡庆余堂依然坚决承诺:价格不升,质量不降,服务不松,保证供应。青春宝药业公司更是齐心协力一股劲,日夜加班加点,一面保质保量增产市场上急需的青春宝片、双宝素等畅销保健品,一面与国内名老中医、科研部门一起,研制开发新的有效的预防非典中药汤剂。

抗击非典,企业责无旁贷!集团董事长冯根生尽管年已七十,但每天总是起早摸黑,下车间,查环节,严把关。身先士卒,哪里有困难就出现在哪里。在他的带领下,青春宝集团为抗非典向社会交出了一份优秀的答卷。

点 评

　　2003 年 4 月 26 日，《人民政协报》头版刊登署名评论文章——《向冯根生致敬》指出："在国家遇到困难、群众遇到危难的关头，是趁机捞一把，大发横财，还是依法经营，'君子爱财，取之有道'，甚至自觉放弃获利的机会，自甘亏损，而主动承担起社会责任，这是对企业、对商人们法律意识的检阅，是对他们良心的考验，是对他们价值观的考验。从这个意义上说，冯根生值得所有的商人仿效，也值得我们大家尊敬。"

案例9　　　　　药王菩萨孙思邈

　　孙思邈（约581—682）为唐代著名道士，医药学家。京兆华原（今陕西耀州区）人。幼聪颖好学，自谓"幼遭风冷，屡造医门，汤药之资，罄尽家产"。及长，通老、庄及百家之说，兼好佛典。年十八立志究医，活了一百〇二岁，"颇觉有悟，是以亲邻中外有疾厄者，多所济益"。后世民间尊称他为"药王"，全国各地都有他的祠庙，到处流传着他扶贫助困、救人危难、降龙伏龙、起死回生的故事与传说。

　　药王医贫就是故事之一。

　　倪家塬的倪婆婆因为孤苦伶仃，日子实在过不下去了，来找孙思邈说："你治病救命赛过神仙，请你治治我这穷病，救救我这苦命人吧。"对一个治病从来不图钱财，日子过得极清贫的孙先生来说，实在是个难题，"郎中治病不治穷啊！"看着七十多岁的孤寡老人，他答应送她一点小米，但倪婆婆坚决不要。她向药王诉说自己种了两亩山坡地，实在无力耕耘，今年全种了绿豆，无奈秋雨连绵，苗盛荚稀，眼看今冬明春日子无指望。药王听着她的诉说沉思着。忽然问倪婆婆说："我给你开一个方子，治治你的穷病。你收了绿豆后，打多打少没关系，要紧的是把绿豆秸全都捶净、晒干，放到一个空窑里就行了，这样保你明年不会受穷。"倪婆婆半信半疑地走了。第二年开春，天干地旱，时疫流行。成百上千的人去找药王治病。药王给他们开了"豆秸柴胡汤"，每副药中需主药绿豆秸三钱。这味药华原城乡均难买到，因为冬季人们把绿豆秸都烧火、煨炕、喂牲口了，一时成了罕见的缺物。药王告诉人们去找倪婆婆，大家奔走相告，一时踏断了倪家的门槛。众人见倪婆婆那样穷，谁也不愿白拿她的豆秸，你给一两文、他给三四文，真是众能济一，等一窑豆秸散完，倪婆婆竟得了几百贯钱，既防治了疾病，又保证了她晚年再也不因贫穷而发愁了。药王医贫的故事就这样传开了。

点 评

千余年来，孙思邈的神医史迹化为众多脍炙人口的美妙传说，名人崇拜与宗教结合，孙思邈的祭祀活动，已化为传承久远的民俗活动。人民怀念孙思邈，说他生时救人危难，死后仙化成神，这是人民在一定历史阶段形成的信仰心理传统。如果剔除宗教附会上的神秘色彩和封建迷信的外衣，孙思邈影响之大也是令人叹为观止的。在众多的关于他的民间传说中，孙思邈却是一位平凡的、善良的、技艺超群的一心救死扶伤的名医与道德极为高尚的长者。

案例 10 张仲景药名拼诗明志

张仲景是东汉杰出的医学家,他自幼聪慧好学,博览医书,立志从医,为民治病。后来他官至长沙太守,仍抽空为病人诊脉拟方。

一天,张仲景正在大堂上办公,有人击鼓告状。诉状上写着同城知县李来财巧立名目、盘剥乡民、贪赃枉法、无恶不作的种种犯罪事实。

翌日,张仲景化装成游方郎中,手持摇铃,身背药囊,走村串户,为百姓治病;同时调查核实李来财的恶迹。回府后,他把数日在乡间调查的李来财贪污事实整理上报朝廷。不久,朝廷将李来财撤职查办。

张仲景惩治贪官、清正廉洁、为民治病、关爱百姓的事迹传遍长沙,百姓们纷纷前来向张仲景道谢。张仲景为感谢百姓的爱戴,挥毫将药名组成一首诗,贴于衙前,以诗言志:

人参远志忌蛇床，
薄荷淡竹官桂菖。
莫贪附翁金钱花，
荆芥蜂房恋红娘。
益智厚朴枳实好，
安神丹参枣仁姜。
祛邪藿香正气丸，
避秽冰片加雄黄。
解毒防风休续断，
理气芍陈广木香。
菟丝杏仁决明配，
贯众合欢神曲扬。

诗中中药名有：人参、远志、蛇床子、薄荷、淡竹叶、肉桂、石菖蒲、附子、白头翁、金钱草、荆芥、蜂房、红娘子、益智仁、厚朴、枳实、丹参、酸枣仁、生姜、藿香、冰片、雄黄、防风、续断、芍药、广木香、菟丝子、杏仁、石决明、贯众、合欢花、神曲，计33味。

大意是人应有远大志向，为官要清正，不可迷恋金钱美女，为人要诚实，生活要朴素，只有不断弘扬正气，才能祛邪避秽，才会受到人民的拥护和赞扬。

点 评

　　张仲景是东汉末年著名医学家,被后人尊称为医圣,南阳"五圣"之一。此诗反映了他藐视功名和为民治病的决心。汉献帝建安中期,他被调任长沙太守,当时那里瘟疫流行,死人很多。他工作之余,就在其"办公室"接诊病人,自称"坐堂医生",以表示自己的决心。后人为了学习这位名医的崇高品德,就沿用这个名称,一些行医者也把自己的中药店取名"某某堂",意为像张仲景那样不计名利、救死扶伤。

案例 11　快乐的九旬医生：让穷人看得起病

医德高尚，仁心仁术，行医 69 年

胡佩兰，原郑州铁路中心医院妇产科主任，70 岁退休，后在解放军 3519 职工医院坐诊，2010 年受聘于郑州市建中街社区卫生服务中心，至 2014 年 1 月，坚持每周出诊 6 天，被称为"中国最年长的出诊医生"。

"我 20 世纪 30 年代学的医，1944 年毕业后便开始当医生，一直到现在。"简单一句话，涵盖了这位老人平凡却不普通的医者之路。

胡佩兰的学生唐利平说："胡老师因为年纪大了，行动不方便，六点多就得起床，八点半就来到了卫生站。基本上每天都工作到中午十一二点。有时候病人比较多，甚至要工作到下午三点。忙起来连午饭都不吃，我们把饭端到她桌前，她只顾着写病历都没空吃饭。"

坐诊看病对于 97 岁高龄的老人来说，精力消耗着实不小。但 97 岁的胡佩兰却笑着说："我没觉得累，一来上班给病人看病，我就觉得可有劲。"

不为良将，便为良医，最喜欢工作

谈及当初为何选择当医生，胡佩兰说："我年轻的时候就觉得，做人'不为良将，便为良医'。当时是旧社会，当医生为穷人看病是行善积德的好事，我就去学医了。"

最大愿望：身体健康，能动就干

"我最喜欢的事就是上班，最开心的事就是上班，最大的心愿就是能身体健康，活一天，学一天，干一天，能动就干。"胡佩兰医生笑着说道，谈笑间神采奕奕，俨然不像一位近百岁高龄的老人。

"我不会打牌，不会吸烟，不爱旅游，不爱和人聊天，就喜欢工作。我不愿意住老年公寓，觉得天天在公寓里除了吃饭就是等着死，你说天天拿着养老金在家坐着有啥意思？人活着要有用。我现在上午上班，下午在家看报纸，看电视。就是想着身体健康，多活一天，多工作一天，多看几个病人。"

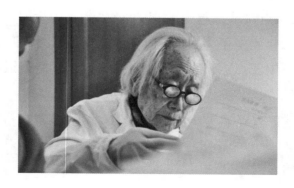

点 评

2014 年央视"感动中国"给胡佩兰的颁奖词是：技不在高而在德；术不在巧而在仁。医者，看的是病，救的是心，开的是药，给的是情。扈江离与辟芷兮，纫秋兰以为佩。你是仁医，是济世良药。

胡佩兰，被网友誉为"百岁仁医""最有良心的医者"和"89 岁'青年'志愿者"，70 岁退休，家人都劝她歇歇，但她坚持去出诊。从 1993 年开始，在一个工厂职工医院和社区卫生服务中心连续坐诊了 20 年，坚持每周出诊 6 天，风雨无阻，89 岁高龄仍在为患者做手术。其间她还拿出微薄的坐诊收入和退休金凑一起，在 8 年间捐建了 50 多个"希望书屋"。遗憾的是，2014 年 1 月 22 日，胡佩兰逝世，她留给世人的最后一句话是："病人看完了，回家吧！"

她说，当医生为人看病是行善积德的好事。上班是她最开心的事，身体健康，多看几个病人是她最大的心愿。快乐的九旬医生，在帮助别人减轻病痛的同时也给自己带来了快乐和满足。不为良将，便为良医，近百岁的胡佩兰用行动彰显医者仁心和医德本色，诠释了"大医精神"，永远值得后人称颂。

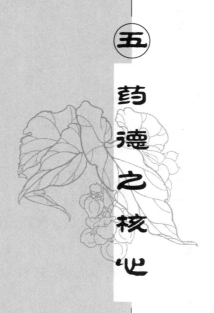

五 药德之核心

理明术精

　　医非博不能通，非通不能精，非精不能专，必精而专，始能由博而约。

—— 赵晴初（清）

　　理明术精是药德的核心。

　　医药实践活动具有很强的专业性和科学性，从事医药而不学无术，不仅不能帮助人，而且还会害人，没有扎实精湛的医药技术，任何的药德品质都是纸上谈兵。《黄帝内经·素问·气交变大论》就提出医者应当"上知天文，下知地理，中知人事"。李时珍在《本草纲目》中有言："欲为医者，上知天文，下知地理，中知人事，三者俱明，然后可以语人之疾病。"

　　孙思邈在《大医精诚》中论述了有关医德的两个问题，堪称经典。第一是精，即要求医者要有精湛的医术，认为医道是"至精至微之事"，习医之人必须"博极医源，精勤不倦"。第二是诚，即要求医者要有高尚的品德修养，以"见彼苦恼，若己有之"感同身受的心，策发"大慈恻隐之心"，进而发愿立誓"普救含灵之苦"，且不得"自逞俊快，邀射名誉""恃己所长，经略财物"。可见，"精"是"诚"的基础，"诚"是"精"的保证，两者缺一不可。清代著名医药学家赵晴初也强调理明术精的重要性，他说："医非博不能通，非通不能精，非精不能专，必精而专，始能由博而约。"

　　理明术精要求医药人员勤奋好学、孜孜不倦，做到博学、精通和专约，做到"无一方不洞悉其理，无一药不精通其性"。用扎实的药理知识、专业的药学技术和娴熟的业务技能奉献于医药事业。科学来不得半点虚假和马虎。在医药科学发展中，由于治学严谨，成功的例子很多；然而，因为缺少严谨的学风，失败的教训也有。

案例 1　医圣张仲景"不耻下问,终身学习"

张仲景是一个传奇人物。他凭一部《伤寒杂病论》穿过历史的隧道,传播、扬名、济世、救人,而且是"道经千载更光辉",终成一代医圣。

东汉末年,时局动荡,战乱频仍,民不聊生,灾疫肆虐,成千上万条生命被病魔吞噬,造成了十室九空的空前劫难。建安七子之一的王粲在《七哀诗》中描述了当时惨痛的一幕:"出门无所见,白骨蔽平原。路有饥妇人,抱子弃草间。顾闻号泣声,挥涕独不还。驱马弃之去,不忍听此言。"曹植则在《说疫气》中写道:"家家有僵尸之痛,户户有号泣之哀。或阖门而殪,或覆族而丧。"

这就是南阳人张仲景生活的年代。据史料记载,张仲景当过长沙太守,约生于东汉和平元年(150),卒于建安二十四年(219)。他的家族原有二百多人,但不到十年间竟有三分之二的人死于疫病,因此他立志学习医术。

中医讲究传承。张仲景勤求古训,博采众方,业务上进步很快。早年间,他跟随同乡名医张伯祖学医,伯祖要求他两年内将几十本医书全部读完。为专心读书,张仲景闭门谢客,把自己关在屋内,让人将门窗堵死,只留下一个递饭送水的小洞。就这样,他读完了《难经》《黄帝内经》《胎胪药录》等医学名著,并背熟数千条汤头歌。

张仲景在内科医技已相当有名的情况下,听说襄阳有名王姓外科医生治疗疮痈有绝招,人称“王神仙”,他便背上行囊,跋涉数百里,前往拜师。恭敬的态度,恳切的言辞,令“王神仙”疑虑尽消,倾心教授。

张仲景也曾为弄清断肠草的毒性,细品毒草,几乎死去。

张仲景精研攻学,后来医者赞曰:“仲景之术精于伯祖,起病之验,虽鬼神莫能知之,真一世之神医也。”

张仲景为人谦虚谨慎,提倡终身学习。他在序文中说:“孔子曰:生而知之者上,学则亚之,多闻博识,知之次也。余宿尚方术,请事斯语。”张仲景引用孔子语录,在于说明自己不是天才,只能靠刻苦努力学习来获得知识。他特别表明自己从青少年时期就热爱医学,请允许他扎扎实实地按照孔子的话去做,因为医学没有止境,必须终身坚持学习,活到老,学到老。

张仲景是中医界的一位奇才,《伤寒杂病论》是一部奇书,它确立了中医学重要的理论支柱之一 —— 辨证论治的思想,在中医学发展过程中,实属“点睛之笔”。

点 评

张仲景在中国医学史上享有殊荣,被世人尊为"医圣"。《伤寒杂病论》是中国最早一部结合了理论与实际的临床诊疗专书。他精勤不倦、荟萃众长、不耻下问的治学态度和谦和谨慎、淳朴无华、勤恳踏实的医学学风值得后人学习和发扬。

案例2   葛洪苦学

葛洪,丹阳人,贫无童仆,篱落不修,常披榛出门,排草入室。屡遭火,典籍尽。乃负笈徒步,借书抄写,卖薪买纸,燃火披览。所写皆反覆,人少能读之。

这是选自李贽《出谭集》的《葛洪苦学》,生动地讲述了葛洪勤学不倦、刻苦钻研的故事。

葛洪何人? 他是东晋(284—364)道教学者、著名炼丹家、医药学家。字稚川,自号抱朴子,世称小仙翁。他曾受封为关内侯,后隐居罗浮山炼丹。

葛洪是中国东晋时期有名的医生,是预防医学的先导者。著有《肘后方》,书中最早记载一些传染病如天花、恙虫病症候及诊治。"天行发斑疮"是全世界最早有关天花的记载。其在炼丹方面也颇有心得,丹书《抱朴子·内篇》具体地描写了炼制金银丹药等多方面有关化学的知识,也介绍了许多物质性质和物质变化。

葛洪自幼家贫,"饥寒困瘁,躬执耕穑",自恨"农隙之暇无所读",便背着书箱到处借书,但很难借到所需之书,起早贪黑,砍柴变卖后换来纸笔抄书,由于他发奋求学,涉猎群书,终于在药学上取得巨大成就,成为世界上制药化学的先驱。

点 评

英国剑桥大学学者,以《中国科学技术史》闻名的李约瑟称葛洪是中国古代"最伟大的博物学家和炼金术士",指出葛洪在化学方面的才能是出类拔萃的。葛洪被后人誉为预防医学的先导者和化学的先驱者,他取得的成就和他刻苦学习的精神分不开。今天,我们虽然做不到葛洪那样抄书读书,但始终要明白:任何的成功都离不开刻苦学习。

案例3　李时珍三十年编成《本草纲目》

英国学者李约瑟说："明代最伟大的科学成就是李时珍的《本草纲目》。"

1556年,在明朝楚王的封地湖北,楚王的一个儿子突然得了一种病,什么病呢? 说白了就是抽风,找了好多医生都治不好。楚王很着急,慕名请来了当时很有名气的李时珍。李时珍给楚王世子开了一帖药。服完了李时珍开的药,世子不抽风了。为了报答李时珍,楚王就任命李时珍为七品官,主管王府里面的祭祀。

1559年,皇帝突然要招揽天下名医。楚王就将李时珍推荐入太医院。于是,李时珍也像他的父亲一样进入了太医院。

李时珍不仅医术高超,而且不畏权贵,所以在民间有很好的口碑,但真正使他名垂青史的,还是他所修订的《本草纲目》。是什么样的机缘,使李时珍萌生了重修"本草"的伟大理想呢?

李时珍发现,古代的"本草"著作里边有大量的错误,有的是将几种药物混为一种,不予区分,比如人参、党参;有的是将一种误分为几种,比如不同产地的枸杞子外观可能相差比较大,被误分为几种不同的药;有的是对药物的疗效描述不准确;有的是图文背离,图上画的是这个药,写的内容却对不上。

于是,李时珍在 35 岁那一年断然决定,不再以开业行医为主,而是集中精力实现重修"本草"这个伟大的理想。为此,李时珍到各地进行考察,进深山入老林,请教游医和农民,不仅对每一种草药进行了认真的核实,而且还收集了许多珍贵的民间偏方。他用了 18 年的时间进行野外考察,又用了 10 年的时间三易其稿,终于完成了自己重修本草的心愿。

李时珍从年轻时发愿重修"本草",到年过花甲终于编纂完成《本草纲目》,已经耗尽家中所有财力,再没有钱来出版这部皇皇巨著了。而他的最大心愿,就是让这部《本草纲目》早日出版,造福于世。然而令李时珍没有想到的是,出版这部书,比编纂这部书更难。

就在《本草纲目》定稿的第二年,万历皇帝突然不愿意儒生议政,下令关闭全国的书院,不少儒生掉了脑袋。出版界因此战战兢兢,不大敢出书了。

1579 年,李时珍不顾年事已高,前往明朝的政治文化中心南京,寻找出版的机会。在江苏泰昌,李时珍拜见了曾经担任过湖广按察使、当时正罢官在家的王世贞,请王世贞为《本草纲目》写一篇序。王世贞不仅答应写序,而且还挽留身份和自己相差甚远的李时珍在家里住了好几天。

1586 年，李时珍的家乡又一次遭受大灾，这次大灾引发了规模很大的农民暴动，李时珍时时刻刻担心珍贵的稿本和那么多精美的绘图会毁于兵乱。

1590 年，王世贞去世。这一年，李时珍终于盼来了好消息，南京的藏书家、刻书家胡承龙答应将《本草纲目》刻板付印。然而，就在书开始刻板时，李时珍再也支持不住，病倒了，此后，这位医中之圣再也没有能够康复。

1593 年，李时珍去世，享年 76 岁。而《本草纲目》刻成是在 1596 年，他去世 3 年以后。李时珍没有能够亲眼看到自己的心血问世，不能不说是一大憾事。

点 评

中国古代的医家本草之书，上自神农所传，就只有 365 种。至唐朝，苏恭增加 114 种，宋朝刘翰又增 120 种，到了掌禹锡、唐慎微诸先生时，先后增补，加上以前的共 1558 种，当时认为已经算是完善的，《本草纲目》增加药物达 374 种，分为 16 部，合共 52 卷。《本草纲目》问世后，很快在中国流传开来，对后世的影响很大，已经被全部或部分译成日文、英文、德文、法文、拉丁文、俄文等多种文字，在世界上广泛流传，至今仍是一部有重大学术价值的古代科学文献。李时珍是世界公认的杰出的自然科学家，对本草学做出了伟大的贡献。

案例 4　　　鲍姑越秀山艾医百病成仙

鲍靓,鲍姑之父,任南海太守时(东晋,距今将近1800年)信奉道教,并在越秀山南麓觅一僻静处建越岗院讲道炼丹。此时,葛洪从北方来到广州,鲍靓将其留下,让他在越岗院一同修道。鲍姑受父亲的影响,颇信道教,而且对葛洪非常崇拜,于是鲍靓将她嫁给葛洪,这样夫唱妇随,葛洪夫妇一起学习炼丹、治病之术。

鲍姑在越岗院内开凿了一口井,称之为虬龙井,用此井的泉水煮药为百姓治病,药效灵验。据说当时广州发生严重的瘟疫,鲍姑和葛洪就曾经用泉水配药分发给百姓,驱除瘟疫。

鲍姑医术精湛,尤其擅长灸法,以治赘瘤与赘疣闻名。《鲍姑祠记》中述:"鲍姑用越岗天然之艾,以灸人身赘疣,一灼即消除无有,历年久而所惠多。"据《羊城古钞》载:"每赘疣,灸之一炷,当即愈,不独愈病,且兼获美艳。"

有诗赞颂:"越井岗头云作岭,枣花帘子隔嶙峋。我来乞取三年艾,一灼应回万古春。"一天,鲍姑在行医采药归途中,见一位年轻姑娘在河边照容,边照边淌泪。鲍姑上前一看,见她脸上长了许多黑褐色的赘瘤。乡亲们因此都鄙视她,她亦无法找到男人,因而顾影自泣。鲍姑问清缘由,即从药囊中取出红脚艾,搓成艾绒,用火点燃,轻轻地在姑娘脸上熏灼。不久,姑娘脸上的疙瘩全部脱落,看不到一点疤痕,变成了一个美貌的少女。

鲍姑采集越秀山的红脚艾,晒干后配合穴位针灸,治疗各种疾病,往往能药到病除。为采集红脚艾,鲍姑的足迹几乎遍布了越秀山的每一处悬崖幽谷。后来人们将采自越秀山的红艾称为"鲍姑艾"。

鲍姑后来随葛洪迁居罗浮山,隐居在朱明洞,作为丈夫的得力助手,夫妻一起炼丹、著书,为人治病。葛洪仙逝后,鲍姑回到广州越岗院,一面修道,一面为百姓治病。

鲍姑行医、采药的足迹遍及广东的南海、番禺、广州、博罗、惠州等县市,所到之处的县志、府志皆有记载。她继承了丈夫和父亲的医术,加上自己的钻研,技术娴熟且灸疗经验丰富。

鲍姑去世后,岭南百姓为了表示对她永久的纪念,在广州越秀山下修建了鲍姑祠,还建立了一座鲍姑仙殿,称她为"鲍仙姑"或"女仙",还把虬龙井称为"鲍姑井"。

点 评

鲍姑是我国医学史上第一位女灸学家和著名炼丹术家，她精通灸法，施诊时往往药到病除，治愈岭南地区患者无数，成就无数段佳话。至今在广州越秀山麓三元宫里，还设有鲍姑殿和其塑像，并留有楹联两副"妙手回春虬隐山房传医术，就地取材红艾古井出奇方""仙迹在罗浮遗履燕翱传史话，医名播南海越岗井艾永留芳"。

案例 5　陈克恢：中国药理学研究的一代宗师

陈克恢，中国药理学家。他的突出贡献是，发现麻黄素的药理作用，为推动交感胺类化合物的化学合成奠定了基础，并为从天然产物中寻找开发新药起了典范作用，还发现解救急性氰化合物中毒的方法，并被一直沿用。

与中药结缘

陈克恢，1898 年 2 月 26 日出生于浙江农村。五岁时，父母请人教他识字，读四书五经，写八股文，以备科举考试。不久，父亲去世，舅父周寿南将陈克恢视同己出。周寿南是个中医，幼年的陈克恢经常在其药房里读书玩耍，目睹舅父看病开方，再到那个有无数小抽屉的柜子里照着药方称出草药，或用纸包好，或用水煎好。很多病人，药到病除。耳濡目染，陈克恢对中药的兴趣慢慢滋长。

1905 年科举考试制度被废除，陈克恢开始上公立小学，学习历史、地理和算术。因舅父去世，家道中落，他放学后不得不去擦洗村里被煤油熏黑的街灯，用赚来的钱付学费。由于学业出众，他离开家乡到上海教会办的圣约翰高中上学。1916年中学毕业后，陈克恢考取了当时美国用庚子赔款成立的留美预备学校清华学堂奖学金，成为三年级插班生。两年后，陈克恢赴美国威斯康星大学，从三年级上起。对中药由来已久的兴趣，促使他选择了药学专业，他的导师爱德华·克莱默（Edward Kremers）为满足他研究中药的愿望，从中国进口三百磅肉桂叶和二百磅肉桂枝，教他用蒸馏的办法提取肉桂油。由此，他发表了第一篇学术论文。1920年，陈克恢从威斯康星大学药学院毕业。之后，他继续研习，获生理学博士学位。

从麻黄到麻黄素

陈克恢对中药的研究始于美国医学院的实验室，但他一生中最著名的麻黄素研究，是1923至1925年间在中国的协和医学院完成的。当时的中国，积贫积弱，军阀混战，民不聊生。在这样的社会背景下，用科学方法提取中药有效药理成分，可谓奇迹。

在威斯康星大学求学期间，陈克恢一直把打工挣的钱寄回家，让弟弟买人参给母亲治病，虽然他心里并不相信昂贵的人参对患病的母亲会有什么帮助。1923年，陈克恢刚入学威斯康星大学医学院，就得到母亲病重的消息。他赶回家乡，坐火车送母亲去北京协和医院治病。诊断得知，母亲患的是宫颈癌，经过镭针的放射治疗，母亲的病情得以缓解。

此番治疗不仅使母亲延长了十年寿命，也成为陈克恢事业的转机，更为中国用科学方法研究中药打开了大门。母亲回乡后,陈克恢高兴地接受了协和医学院的聘书,任药理系助教,开始了他一生中最著名的麻黄素研究。

一次饭间,一位长辈又和他谈起中药的效用,陈克恢请长辈列出十味毒性最强的中药,结果麻黄位于榜首。长辈说,麻黄是多年生植物,古长城边就有,在中国已有五千年历史。陈克恢随即到协和医学院附近的中药铺买了些麻黄,在系主任卡尔·F·施密特(CarlF. Schmidt)的支持下,用在克莱默实验室学到的植物化学研究方法,用几种不溶性溶剂,在短时间内从麻黄中分离出左旋麻黄碱。

之后,他从文献中得知日本学者长井长义已于1887年从麻黄中分离此碱,命名为 ephedrine(麻黄素),但文中只提到麻黄素可扩大瞳孔。

陈克恢和施密特医生一起,用动物实验研究麻黄素的药理作用。他们发现,将1~5mg麻黄素静脉注射给麻醉了的狗或毁脑脊髓的猫,可使其颈动脉压长时间升高,心肌收缩力增强,血管收缩,支气管舒张,也可使离体子宫加速收缩,对中枢神经有兴奋作用;滴入眼内,可引起瞳孔散大。这些作用都和肾上腺素相同,所不同的是,麻黄素口服有效,作用时间长,且毒性较低。1924年,他在最有权威的药理杂志上报告了这一发现。

礼来公司首任研发部主任

1929年7月,陈克恢接到美国最大医药公司之一的礼来公司的聘书,礼来公司总裁礼来父子(J. K. Lilly, Sr. &

EliLilly）请他担任公司第一任研发部主任。

礼来公司早就关注陈克恢对麻黄素的研究。他的文章几年前刚发表时,礼来公司就从中国订购了几百磅麻黄,并于 1926 年开始销售麻黄素。可是对于陈克恢来说,加入制药公司,就要被美国药理学会除名,而且还可能意味着终止他对中药的研究。

礼来父子对陈克恢承诺,他将享有完全的学术研究自由,特别是对中药的研究。公司可以通过上海的办事处购买未加工的中草药。当陈克恢和凌淑浩夫妇参观实验室,指出一些设施短缺和实验室不符合标准时,艾里·礼来一一记下,并让他们列出清单,立即订购。在等待仪器设备和装修实验室的同时,艾里·礼来还给这对新婚夫妻四个星期的带薪休假。虽然陈克恢当年加盟礼来的初衷已无从得知,但善解人意的礼来父子对他研究中药的鼎力支持,促使用现代科学技术研究中药得以大规模开展起来。

毕生研究中药

礼来公司为陈克恢提供的源源不断的研究资金和世界一流的设备,为他研究中药开辟了一片新天地。此处仅举下面几例说明陈克恢在礼来工作的三十四年中,和他的美国同事一起对中药研究所做的贡献:

麻黄素:他们对麻黄素及类似化合物的构效研究,推动了以后很多交感化合物(例如 α 和 β 受体阻滞剂)的研发。麻黄素至今仍被临床用于治疗过敏性疾病和支气管哮喘等疾病。

蟾蜍毒素：他们从一万三千八百只活蟾蜍的腮腺提炼出纯化物，发现其含有地高辛、肾上腺素和强心苷等多种有效成分，并进行了大量的构效关系研究。

抗疟药——常山：在青蒿素之前，他们根据有关中药常山的抗疟性报道，从中提取了γ-Dichroine，发现其抗疟效果甚佳（Q 值 148）。但因其副作用较大，未能成药。

五十余年广泛且深入的研究，成就了陈克恢在国际学术界的地位。他发表研究论文和综述共达三百五十余篇。1948 年，他获选为第一届"中华民国"中央研究院院士；1951 年，曾将他拒之门外的美国药理与实验治疗学会推选他为主席；1952 年，他担任美国实验生物学会联合会主席；1972 年，陈克恢获选为国际药理联合会名誉主席。

点 评

陈克恢一生奋斗不息，成就巨大，他是 20 世纪国际药理学界当之无愧的一代宗师，更是现代中药药理学研究的创始人。他的学术思想，对合成药物的研究和中草药等天然药物的研究都是有指导意义的。因对中药青蒿素抗疟作用的研究，屠呦呦荣获 2015 年生理学和医学诺贝尔奖。此后，中医药研究再度成为海内外人士热点议题。然而，鲜为人知的是，比屠呦呦早五十年，陈克恢博士已经开始运用科学方法研究中药。1987 年，美国实验生物学联合会建成一座新的报告厅，命名为陈克恢报告厅，以表彰陈克恢在药理学研究领域的杰出贡献。

案例 6　　　　　　何任教授谈治学

何任,浙江杭州人。1956 年加入中国共产党。1940 年毕业于上海新中国医学院。后随父学中医。曾开业行医。1955 年后,历任浙江省中医进修学校副校长、校长,浙江中医学院教授、副院长、院长,中华全国中医学会第二届常务理事、浙江分会会长。何任教授潜心于中医教育事业,培养了一批中医人才。临床长于内科、妇科病的治疗,喜用"金匮方",对湿温急症以及胃脘痛、崩漏等疑难杂病疗效显著。对《金匮要略》的研究,颇见功力,著述甚丰。其一丝不苟的治学态度、严谨学风、精湛医术和诲人不倦的精神永远激励着后人。1962 年 1 月 20 日在浙江医科大学校刊发表《谈治学》(有删减)。

认真读书的重要性

学习一门科学,使其达到精深的地步,并用它来为人民服务,为建设社会主义服务,这对我们医学科学岗位的师生来说,是一个重要任务。

为此目的,我觉得,首先要明确认真读书的重要性。为了使知识丰富渊博，第一步就应该把书读好……必须认真读书，取其精华，把一切有用的知识继承下来。我们读书是为了从书本中吸取前人在实践中获得的宝贵经验，如果忽视了这一点，我们将得不到系统的知识。

勤奋学习刻苦钻研

知识是一点一滴积累起来的，有一分耕耘，才有一分收获。历代为祖国做出贡献的人物，都是勤奋学习的。像晋代医学家皇甫谧，家里很穷，他亲自耕作，抽时间读书，因而精通典籍，得风痹病后仍手不释卷，著成《甲乙经》。明代医药学家李时珍，博览苦学，参考了800多种医籍，东奔西走采访，以27年工夫，写成《本草纲目》。这些说明发奋读书是做学问的基础。青年人想入科学之门，就必须认真读书。

打好基础练好基本功

读书的方法是多种多样的。青年学生首要的是打好基础，即使刚担任教学工作的同志，也不例外。一切科学知识，都是相互联系，一环扣一环的。基本理论或基本操作未学好，就像整个链条断了一个环一样。做学问好像建筑宝塔一样，塔基越牢固，越宽大，塔身才越稳固，塔尖才能高耸入云。学习医学，特别是学中医，基础打得好坏，将直接影响今后学术造诣的深浅。学中医，要打好古文、医经典籍等基础。初看起来，打基础要花很多的时间、精力，似乎会影响学习进程，其实不然，这是事半功倍的聪明做法。如果只是将基础知识不求甚解地涉猎一番，便立即想往前赶学新东西，这样，日后势必重新学习已经学过了的知识，实际上不是快而是更慢了。

基础理论知识是认识客观世界的基本观点和方法，对中医来说，像"阴阳五行""四诊""八纲"及方药的临床应用等都应该很好地掌握。

熟读才能精思

"谁怕用功夫，谁就无法找到真理"。这就是说读书要勤奋，要有毅力，要刻苦。拿中医来说，很多基本的东西，如药物的性能功用、方剂的组成效用、诊断的各种规律方法，都必须熟读背诵。熟读背诵不等于死读书，熟读是为了便于领悟，便于牢固记忆，便于在实践中加深理解。熟读了的东西可以长久不会遗忘，细心熟读，运用才会自如。学习中医，需要背诵熟习的东西一定要背诵，这是帮助联系内容，帮助理解，帮助系统记忆的较好的方法，也是学习中医的传统方法之一，到今天仍然是一种可取的学习方法。

日积月累精深广博

要使我们知识丰富，今后能在实际工作中运用自如，还必须注意学习得深和广，要将有关这门科学的资料，尽可能多看。当然这是一个长期积累的过程。学习中医，同样是要多看、多读、多临床，才能积累较广博的知识。从古代医学典籍、专论名著，直到现代的新知，都得浏览学习，即使是中医以外的古今有益资料也要随时留心。这对我们做教学工作的人来说，将是格外重要的……据个人的切身体会，对一个中医学术问题，往往要从中医理论，临床实践，甚至从古代的文、集、经、史，或其他自然科学、哲学等方面去搜集资料，加以深透研讨，才能说明问题。学习、读书、教学、科研，是为了继承、整理、研究、发扬，要做到虚心勤奋，要防止"浅尝辄止"。

踏踏实实坚韧不拔

我们在钻研、探讨一个问题时，必须掌握大量资料，要刻苦钻研，力求深入，不要怕难。王国维在《人间词话》里曾经说过，成大事业大学问者，要经过3个境界：第一个境界是"昨夜西风凋碧树，独上高楼，望尽天涯路"。第二个境界是"衣带渐宽终不悔，为伊消得人憔悴"。是说为了探索真理，已经忘我，虽然人瘦了，憔悴了，还得深入钻进去。第三个境界是"众里寻他千百度，蓦然回首，那人却在灯火阑珊处"。这是说明历尽艰辛，一旦开朗，便抓住了事物的本质。我们读书，研究学问，正是要采取这种坚韧不拔、刻苦钻研、踏踏实实、勤勤恳恳的科学态度。任何怕苦、畏难、退缩、急躁、简单或者不切实际的好高骛远的做法，都是不能解决问题的。

理论联系实际边学边做

我们学习中医，最根本的原则是理论与实际相结合。只有理论联系实际,这个理论才有用,理论本身才能得到发展。仅有理论没有实践是不行的。中医传统的师带徒的方式,以及现在课堂教学以外的临床实习的安排,都是理论结合实际的方法。做教师的也同样要学中做,做中学,学做统一。

学问是世界上最老老实实、最实实在在的东西,来不得半点虚假。不仅青年一代要努力学习、刻苦读书,即使像我们这些多长几岁的教别人的人同样不能例外。"做到老,学到老,学到老,学不了"。可见任何人都不能稍有自满。"虚心使人进步",谁又能否定这一真理呢?

点 评

何任教授是国家级名老中医、浙江中医药大学终身教授,他认为要想成为一个卓有建树的名医,就必须有扎实的基础知识、深刻的识辨能力,以及融合百家、创新理论的勇气和智慧。何老结合自身的经历,谈及治学的七个方面,可谓是长者对晚辈的谆谆教导和殷切期望。

案例 7　冯根生 —— 成功的人都是苦出来的

　　冯根生是 1949 年 1 月 19 日进入胡庆余堂当学徒的,从此开始他 60 年的中药生涯。当时,他才满 14 岁,从杭州高银巷小学毕业不久。1949 年 5 月 3 日,杭州解放。由于胡庆余堂每年只招收一名学徒,而传统的收徒制度新中国成立后即被取消,冯根生便成了胡庆余堂唯一的"关门弟子"。

　　进入胡庆余堂那天的一幕,冯根生至今难忘,79 岁的祖母含泪叮嘱:"记住,生意是学出来的,本领是做出来的,要诚实,有志气,当学徒是很苦的,千万不要当'回汤豆腐干'。"祖母还唠叨冯根生:"不管今后长多大,干什么,都要认认真真做事,规规矩矩做人。"这些话成为冯根生一生的座右铭。

　　依照惯例,胡庆余堂学徒期为一年,但因为新中国成立后再没有师弟顶班,冯根生的学徒期居然从一年延长到三年。虽然当学徒很苦,但长时间严格的基础训练,也奠定了他深厚的中药功底,让他一生受益不尽。他当学徒时,每天 5 点前起床,一直干到晚上 9 时才能睡觉。三年下来,不仅把两千多种中药的品相、药性、配伍及存放位置烂熟于心,还把当初开店时印发的《胡庆余堂雪记丸散膏丹全集》这部药书背得滚瓜烂熟。他忆及这段经历时说:"我当学徒从最苦的活'小炒'干起,到学制胶,学炮制,学丸、散、膏、丹的制作,两年下来煎药数目粗算下来有12万帖。所以,我中药的全套本领是苦出来的。学徒工一天干16个小时,365天天天如此,什么苦累都不怕了。童工不吃苦,能懂得中药是怎么回事吗? 成功的人都是苦出来的。"三年学徒期满后,冯根生在胡庆余堂当过营业员、车间工人、采购员、仓库保管员,也担任过生物制品车间、人保科和制胶车间的负责人,极大地丰富了他的阅历,提高了他各方面的能力。

20年前,由冯根生创办的杭州中药二厂已经在中国中药行业出类拔萃,日本汉方药行业业务访问团来厂参观,有位专家递给冯根生一粒微丸,请他鉴别药丸的成分。冯根生微笑着说:"试试吧!"他将微丸放进嘴里,不慌不忙地答道:"此丹少不了麝香、犀黄、熊胆、蟾酥四味,噢,还有冰片,对吗?"日本专家愕然。此后不久,还有一次,一个新加坡代表团来访,一位华裔老者突然发问:"你们有用人的小便做中药的吗?"年轻的接待员以为老者有挑衅的意思,气氛顿时紧张。冯根生恰巧过来了,侃侃对答:"小便做药民间还有,过去中药作坊有小便间接熬的药,这味药叫'人中白'……"老人激动地握住了冯根生的手。原来他也是中药世家出身,小时跟父亲做过这味药,他就想看看中药的学问在中国失传没有。

点 评

　　失败的原因有千万种,但成功的原因就这么几条。一句简简单单的"成功的人都是苦出来的"道出了成功的真谛。

案例 8　药店售货员生熟不分，老汉命丧黄泉

某地报纸报道"药店售货员生熟不分，老汉命丧黄泉"，说的是药店售货员未掌握中药配制的基本知识，将处方中"附子"一味药，配制为生附子。由于生附子是毒性中药材，致使老汉服药后死亡。中药销售管理中明确规定：中药配制时，未写"生"字，当炮制品。

> **点　评**
>
> 对于医药服务人员来说，精湛的技术和过硬的专业知识是其立身之本。关乎人民群众的生命健康，服务态度固然重要，专业知识与技能则是万万不可缺少的。

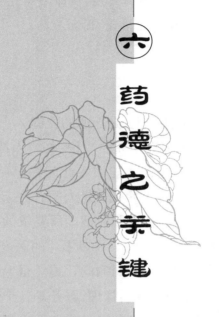

六
药德之关键

责任至上

　　"夫用药如用刑,误即便隔死生 …… 盖人命一死不可复生,故须如此详谨,用药亦然。"

——《本草类方》

　　责任至上,是药德的关键。

　　维多克·弗兰克说:每个人都被生命询问,而他只有用自己的生命才能回答此问题;只有以"负责"来答复生命。因此,"能够负责"是人类存在最重要的本质。可以说,责任意识是任何职业活动所要求的品质之一,但是,对于承载着"健康所系,性命所托"的医药行业来说,其责任意识的重要性是不言而喻的。责任至上要求医药人员在医药的生产、流通、使用、管理、服务等各个环节中对患者、对他人、对社会应尽的义务以及对这种义务有着强烈的认同感和责任感,具体到工作实践中,能做到认真负责,一丝不苟,刻苦钻研,精益求精。

　　我国传统药业道德思想特别强调制药和用药的道德,注重药品的鉴别、选用、炮制、处方、调剂和使用,以提高产品质量,保证用药安全。"精心炮制,谨慎用药",是我国传统医药伦理思想精华之一。我国最早的中成药制药厂宋代的"太平惠民和剂局"非常重视产品质量,制药十分精细,建立了配方、监造、检验的责任机制。成品药出局时还配有专人护送,以免中途出差错。根据《大明会典》记载,有关医药的刑法有数条用来处罚失职的医药人员。法律规定："凡合和御药，误不依本方及封题错误，医人杖一百，料理拣不精者，杖六十 …… 因而致死及因事故用药杀人者，斩。"指出用药不慎，无异于杀人。《本草类方》一书指出："夫用药如用刑，误即便隔死生 …… 盖人命一死不可复生，故须如此详谨，用药亦然 …… 庸下之流孟浪，乱施汤剂，逡巡便至危殆，如此杀人何太容易？"就如光绪四年（1878）胡雪岩亲笔在"戒欺"一匾中写道："凡百贸易均着不得欺字，药业关系性命尤为万不可欺。余存心济世，誓不以劣品弋取厚利，惟愿诸君心余之心。采办务真，修制务精，不至欺予以欺世人 ……"如今此匾高悬于厅堂，被奉为店训。

案例 1   采办务真，修制务精

    清同治十三年（1874），当时的大清首富、"红顶商人"胡雪岩在他事业鼎盛之际自筹药店。他选择毗邻西湖的吴山脚下，精心筑造了气势恢宏的建筑群。店名"胡庆余堂"，语出《周易》，"积善之家，必有余庆；积不善之家，必有余殃"，既合胡雪岩开药店之初衷，又与药号的营业特色相称。在中医药漫长的发展历程中，胡庆余堂以其精湛的制药技艺和独特的人文价值，赢得了"江南药王"之美誉。

    胡庆余堂以悬挂牌匾著称，几乎堂堂有匾，柱柱有联。众多的匾额都是面向顾客的，唯独有一块与众不同，它面朝店内，藏而不露，是专让自家员工看的。

    这就是胡雪岩在光绪四年（1878）亲笔跋文的"戒欺"一匾。它高悬于厅堂，被奉为店训。"戒欺"匾曰："凡百贸易均着不得欺字，药业关系性命尤为万不可欺。余存心济世，誓不以劣品弋取厚利，惟愿诸君心余之心。采办务真，修制务精，不至欺予以欺世人 ⋯⋯"可以说，这是胡雪岩留给后人最有价值的精神遗产。

    "戒欺"反映在生产上就是"采办务真，修制务精"。

　　"采办务真"，这"真"，指的是入药的药材一定要"真"，力求"道地"。创建之初，胡雪岩派人去产地收购各种道地药材。如去山东濮县采购驴皮；去淮河流域采购淮山药、生地、黄芪；去川贵采购当归、党参；去江西采购贝母、银耳；去汉阳采购龟板；去关外采购人参、鹿茸等等。从源头上就着手抓好药品的质量。

　　"修制务精"，这个"修"是中药制作的行业术语。"精"就是精益求精。其意是员工要敬业，制药求精细。在胡庆余堂百年历史中，流传着许多精心制药的故事。如"局方紫雪丹"，是一味镇惊通窍的急救药，按古方制作要求最后一道工序不宜用铜铁锅熬药，为了确保药效，胡雪岩不惜血本请来能工巧匠，铸成一套金铲银锅，专门制作紫雪丹。现金铲银锅被列为国家一级文物，并被誉为中华药业第一国宝。

点　评

　　在源头上抓好质量，在炮制中精耕细作，老字号之所以能征服岁月，获得超越生命的青春，就是因为几百年来一如既往地秉承先人留下的古训。"采办务真，修制务精"，既源于对病人、消费者的责任心，也源于对社会、对医药事业的高度使命感。

案例2　药名一字之差,药性却截然不同

　　药品是特殊的商品,关乎着人们的健康与生命。药方的配药人员,若不具备满腔热情地为患者、服务对象服务的境界和思想,工作拖沓,马虎大意,就会造成严重后果。有些药品只有一字之差,药性却截然不同。比如:地巴唑是降血压药,可用于轻度高血压、脑血管痉挛等治疗;他巴唑又叫"甲巯咪唑",为抗甲状腺药,主要用于治疗甲状腺功能亢进、甲状腺危象、甲状腺功能亢进的手术前准备及术后治疗。大活络丸为中风瘫痪、痿痹病症用药;小活络丸为风寒湿痹所致肢体疼痛用药。可拉明为中枢兴奋用药;阿拉明为抗体休克的血管活性药。优降宁为高度高血压用药;优降糖为中度非胰岛素依赖型糖尿病用药。灭吐灵为中枢性镇吐用药;灭滴灵为抗滴虫病用药。

点　评

　　如果人们错买及错用药品,将会对人身造成损害,甚至危及生命。因此,在购买和使用时,药师的责任心至关重要。

案例3　吴宇雯 —— 良心药师为百姓把关

吴宇雯，雷允上药城分公司副总经理、质量负责人，2007
年被授予"全国五一劳动奖章"。

医药"菜鸟"变身行家里手

1993 年，吴宇雯从医药职校毕业后进入雷允上西区公
司工作，成为基层营业员。她很快感觉专业知识和岗位能
力的不足，因而从不放过任何一次学习深造的机会。1997
年 9 月，她机缘巧合之下，拜全国劳动模范、全国商业特级
劳模马桂宁为师，"那时的我感觉就像个'追星族'，师父的
言传身教在我心里埋下了一颗用心用情服务顾客的种子，
这对我之后的从业经历影响很大。"

吴宇雯发现，作为药品的一线销售人员，仅靠服务热情
是不够的，这背后需要有深厚的药学知识作为支撑。利用
业余时间，她先后读取了大专及本科文凭，在 2002 年一次
性通过了执业药师资格证的考试。

如今，她已经从医药"菜鸟"变成了行家里手，也从"追
星族"变成明星员工。上海市医药商业行业协会每两年都

会举办行业的青工技能大赛,以业务能力比赛来检验团队及个人的业务水平。2010年,已为人母的吴宇雯带队参加大赛,一举赢得全市团体亚军。

从一线柜台走进百姓家

无论在一线柜台做销售还是退居幕后做管理,吴宇雯告诉自己:她始终还是一名药师,是一家有着300多年历史的中华老字号企业的药师,"诚信为本"就是信条,做药师首先就要对得起自己的良心和百姓的信任。

20余年的从业生涯,她每天要面对顾客五花八门的需求。记得有位老奶奶爱孙心切,给患有过敏性哮喘的孙子一下子购买了10盒进口口服液,想提高孙子的机体免疫力。不料她的孙子正好处在发病的当口,不愿意服用,老奶奶就来到药城提出退货。吴宇雯不慌不忙地向老人解释:"您看,您在商店买了蛋糕之类的食品,如果没有坏,也是不能换的,对吗? 更何况药品是一种特殊性商品,所以请您理解。现在小孩子发病时对口味的拒绝也是正常的,等过段时间,您孙子发病期后再给他服用试试看。我知道这个进口口服液预防效果非常好,别浪费了。"这耐心诚恳的一席话,让老太太很感动。像这样的事几乎每天都在发生。

用心用情为每一位顾客做好服务,凭着这个精神,吴宇雯如今有了自己的"真爱粉丝团",很多顾客到雷允上药城购物就找吴宇雯,有困难就找她帮忙,她也和很多顾客成为好朋友。

好口碑在社区百姓间慢慢传开来，同时吴宇雯也意识到，医药服务、健康传播不能停留在柜台上、止步于门店里，要走出去，走进寻常百姓家，才能做到真正的服务到位。于是，她成了雷允上"中医中药社区行"品牌活动的积极参与者。从 2000 年开始，每月 20 日坚持参加"执业药师在您身边"志愿服务活动，16 年如一日，发挥自身专业知识的特长，为周边社区居民、过往行人免费测量血压，提供养生保健咨询和参茸真伪鉴别等帮助，平均每次接待咨询人次 50人以上，周边社区居民都知道雷允上药城有个明星志愿者。

以精细管控擦亮金字招牌

2013 年，吴宇雯成为雷允上药城的质量负责人。她的工作是质量监管，要担起的却是雷允上这块金字招牌的质量承诺。她说，她的责任就是不放过一颗不合格药丸。

有一次，有位顾客在药城购买了一盒阿胶，回家熬制了八九个小时后仍无法化开，于是来到门店请教她眼中最放心的吴宇雯。经过细致问询，吴宇雯发现问题出在顾客熬制方法不正确上，她马上让雷允上药城负责膏方定制的师傅给顾客做了详细的讲解，同时向顾客主动出示了此批次阿胶进、销、存记录和药检报告，消除了她的内心疑虑。

点 评

"我的责任就是不让一颗不合格的药丸进入雷允上药城。"无论在一线柜台当一名普通的营业员,还是走上领导岗位,在吴宇雯看来,不变的都是"责任"二字,最重要的事就是为老百姓把好药品安全关。

案例 4　　　静脉注射还是肌肉注射？

一天上午，上海儿童医学中心一位外科医生在手术中，不慎划破了自己手指皮肤，而手术对象为一位乙肝"大三阳"患者。为预防传染，手术结束后，他匆匆赶到第一医药商店处方药柜台购买"免疫球蛋白"，并在处方上注明为"静脉注射"。但药店执业药师李药师接过处方后，说此药只能限于肌肉注射，指出了处方上的错误，并要求他到医院更改处方。可是这名消费者却认为自己是堂堂上海医科大学毕业的执业医师，对于药品的用法应该比药店的药师更清楚，坚持不肯更改处方。这时，李药师不厌其烦地反复解释该药的性质、用途和用法，说明了只能采用肌肉注射的必要性。该医生将信将疑跑到附近的仁济医院咨询其他医生后，得知此药确实只能肌肉注射，如果静脉注射将对身体造成严重的不良反应。于是，他满怀歉意回到上海市第一医药商店，将一张合格的处方交给李药师，并再三感谢李药师。他对李药师一丝不苟的敬业精神、扎实的业务本领和耐心的工作态度表示深深的敬意，为此，他还写了一封表扬信刊登在《新民晚报》上。

点 评

　　每一位药师肩负着为病患者提供优质高效的药学服务，保证人民用药安全有效、经济合理的重要职责。李药师忠于职守，一丝不苟，坚持原则，保证了人民的用药安全，表现出良好的职业操守和扎实的专业素质。

案例 5　强生公司危机处理凸显社会责任感

　　1982 年 9 月，美国芝加哥地区发生有人服用含氰化物的泰诺药片中毒死亡的严重事故。事件发生后，强生公司迅速采取了一系列有效措施。首先，强生公司立即抽调人员对所有药片进行检验。经调查，在全部 800 万片药剂的检验中，发现所有受污染的药片只源于一批药，总计不超过 75 片，并且全部在芝加哥地区，不会对其他地区产生影响，但强生公司仍然按照"在遇到危机时，公司应首先考虑公众和消费者利益"的要求，不惜花巨资在最短时间内向各大药店收回了所有的数百万瓶的这种药，并花 50 万美元向有关的医生、医院和经销商发出警报。

　　最后仅用 5 个月的时间就夺回了原市场份额的 70%。

点 评

在现代社会里,企业必须有强烈的社会责任感和形象意识,尤其对药品、食品等关系消费者人身安全的产品,必须把保证使用安全放在首位。在处理危机过程中,更要以消费者的利益为第一考量。一旦产品安全受到威胁,必须马上采取正确的措施,而不能吝惜代价。显然,收回产品就意味着公司的严重损失,仅此一项,强生公司就花费数百万美元。按一般人的理解,既然药品中毒事件发生在芝加哥地区,况且又被证实不是公司方的责任,仅仅收回在芝加哥地区出售的产品就足够了,强生公司则是担心进一步对消费者的损害,最终收回了全部产品以尽力挽回影响。因为公众对危险的担忧常常波及整个品牌的所有产品,而不会再去从中仔细分辨。从整个处理过程看,强生公司简直是不惜血本来承担损失,然而,他们花钱买来的是消费者的信任和忠诚。

案例 6　　　　　　　伯格信件

几个世纪以来,科学一直被看成一种为人类带来幸福的力量,以牛顿力学为代表,近代科学引发的工业革命为人类创造了巨大的物质财富;20世纪初,以相对论和量子理论为代表的物理学革命,从宏观和微观的尺度上,把人们对客观世界的认识推向了高峰。在一片胜利的欢呼声中,科学作为一种新的"偶像"登上神坛。

20世纪后半叶,以DNA双螺旋结构的发现为开端的分子生物学革命逐渐成了科学舞台上的主角。20世纪60年代初,遗传密码被破译。1969年,DNA限制性的内切酶被发现。1971年,斯坦福大学的保罗·伯格将猿猴病毒40(SV40)的DNA引入大肠杆菌并与其DNA重组,获得了一种新的带有SV40基因的大肠杆菌,由于SV40对鼠类动物具有致癌性,还可以在试管内使人的正常细胞转化为癌细胞,因此伯格的重组大肠杆菌就有可能具有致癌性。

大肠杆菌广泛存于人体肠道内,如果含有SV40基因的大肠杆菌在人群间传播,可能造成难以预料的后果。美国著名分子病毒学家罗伯特·普兰克了解了伯格的工作后，立即与他通电话，指出这种大肠杆菌可能成为传播人类肿瘤的媒介，并建议他暂停此项研究。这使伯格特犹豫，他深知 DNA 重组技术的革命意义，但他也为此项研究可能带来的严重后果担忧，在与其他生物学家讨论后，他毅然决定暂停此项研究。

但是，DNA 重组的研究并未停止，并在其他实验室不断取得新突破。随着研究的进一步推进，基因重组技术引起的伦理问题日益引起政府和公众的关注。

1974 年 7 月，在美国科学院的支持下，伯格等著名分子生物学家联名发表了一封建议信，呼吁在全世界范围内无条件禁止一切有可能导致无法预知后果的基因重组研究。因为"伯格信件"的倡议，1975 年 2 月，16 个国家的 140 位著名科学家在美国加州举行会议，与会者一致认为："尽管基因重组技术会促进分子生物学的革命性进展，可是运用这项技术所产生的生物新类型，可能对人类健康造成直接和意想不到的危害，因此必须对此严加控制。"美国哥伦比亚广播公司专门对此做了一个题为《DNA 争论：科学反对它自己》的专题节目，向公众普及科学伦理。

在伯格信件中，积极从事该领域研究的杰出科学家主动提出对自己的研究工作进行限制，这在科学史上还是第一次，它显示了那一代科学家巨大的道德勇气和强烈的社会责任感，堪称科学史上的重大事件。

点 评

苏联科学家尤里·沃夫钦里克夫在《科学与道德》一文中写道："科学家必须对自己时代的意识形态问题有精深的了解。不肩负这样的使命，那么对什么是真什么是假、什么是道德的什么是不道德的，都会失去判断，也都会失去意义。"著名作家弗兰西斯·拉伯雷曾写道："科学没有良心就意味着灵魂的毁灭。"当今时代科学技术的惊人发展，既包含着人类带来巨大利益的可能性，也同样给我们的生存带来巨大的威胁。只有科研人员具有高尚的道德意识和情操，才能确保自己的劳动成果有利于人类和社会。

案例7 请把最危险的"非典"病人往我这里送

"非典"是 2003 年中国人抹不掉的共同记忆,平时很少流泪的人,那个时候也会泪流满面。平时很少动心的人,那个时候也会怦然心动。在那充满疑虑、充满期待的日子,有一个人让我们踏实、让我们感动,他就是钟南山。

钟南山,中国呼吸病学专家,2003 年中国抗击 SARS 的科技领军人物。

2003 年 1 月 21 日,钟南山接到通知,医院转来了一位患了一种"怪病"的肺炎病人:病人持续高热、干咳,肺部经 X 线透视呈现"白肺"(即双肺弥漫性炎症性渗出,阴影占据了整个肺部),使用了各种抗生素却毫不见效,原来医院救治过该病人的 8 名医务人员均感染发病,症状与病人相同。

广博的医学知识与多年的行医经验告诉钟南山,这是一例非常值得关注的特殊传染病。他马上指示将情况报告给区防疫站,同时要求做好一定的防护隔离工作。调查印证:这是一种人类历史上从未见过的传染病,临床表现与典型肺炎不同,呈非典型肺炎症状。钟南山临危受命,被任命为广东省非典型性肺炎医疗救护专家指导小组组长。

短短几天时间，广州医学院第一附属医院便接收了21位危重病人。早期危重的非典型肺炎病人，病情重、传染性强，一些医务人员有顾虑情绪。"当病房里一下子有6个人倒下的时候，我也恐惧过"，但是，钟南山最终坚定地说："医院是战场，作为战士，我们不冲上去谁上去？"他还说："非典不可怕，可控、可防、可治"，"请把最危险的非典病人往我这里送"。

在抗击非典型肺炎的初始阶段，由于医护人员与病人"密切接触"，许多医务人员病倒了，ICU（重症监护室）的护士们说："没有谁比得上钟院长更细心周到了，看见我们口罩戴得不规范，他马上走上前来纠正。"钟南山不管多忙、多累、多晚，必定要到病房走几趟，总是亲切地向病人询问病情并亲自检查。

钟南山实在太忙了，曾经一连38小时没有合过眼。由于过度劳累，他病倒了。一天，钟南山检查完病房后，突然感到头晕、眼花，身上发烫。但钟南山知道，自己坚守在岗位上，就是病人和医务人员的希望。他在医院住了一晚之后，偷偷跑回家，以家为病房，进行自我治疗。两天后钟南山退了烧，稍微休息两天，他又走进了病房。

当人们最终攻克了"非典"的时候，历史不会忘记那些敬重自己的职业，用认真、负责的态度对待自己职责的医药工作者，也不会忘记钟南山——这位中国医药界的杰出代表，具有高度敬业精神的科学家。

点　评

　　面对突如其来的非典疫情,钟南山以科学家的无畏一语定乾坤:非典可防可治! 在疫情最严重时,他以一个医生的医德主动请缨"把最危重的病人转到呼研所来",这淡淡的一声,无异于平地惊雷般的"向我开炮!"这一声之后,是他以66岁的高龄,连续38小时救治患者的身影。他说:"在我们这个岗位上,做好防治疾病的工作,就是最大的政治。"

　　钟南山不仅医术精湛、医德高尚,他尊重科学、实事求是、敢医敢言的道德风骨和学术勇气更令人景仰。中国知识分子最宝贵的精神在他身上体现得淋漓尽致:不唯上,不信邪,敢担责任。紧要关头,他勇敢地否定了有关部门关于"典型衣原体是非典型肺炎病因"的观点,为广东卫生行政部门及时制定救治方案提供了决策论据,使广东成为全球非典病人治愈率最高、死亡率最低的地区之一。

　　"在非典袭来的时候,他置个人安危于度外,积极救治病人还卓有成效地探索出防治非典的经验,他是为人民健康做出巨大贡献的英雄。"2003年感动中国人物评委陈锡添(《香港商报》总编)如此点评道。

案例 8　向母亲、孩子、人民的英雄致敬

18 世纪末，在英国的伦敦和法国的巴黎，人们同时为预防天花的牛痘苗发明者琴纳（1749—1823）塑造了纪念像，在巴黎的像座上镌刻着这样的颂词："向母亲、孩子、人民的英雄致敬！"

1796 年 5 月的一天早晨，安特·爱德华·琴纳用清洁的柳叶刀在一个叫杰米的 8 岁孩子的两条胳膊上划破几道，接种上牛痘浆。事实证明，这是一种预防生天花的正确而有效的途径，牛痘疫苗从此产生了。

天花，人类曾经的噩梦

天花曾令 6000 万欧洲人死亡，中国古老的治法是往病人的鼻孔里吹天花痂，天花虽被遏制，但人的其他免疫力会由此丧失殆尽。自公元前 450 年希腊史学家踏上埃及的土地后，古埃及人留下的木乃伊一具具地出土了，法老拉美西斯、国王图坦卡蒙、皇后诺吉米特 …… 他们令全世界惊叹于尼罗河岸的古埃及人对生命的敬重。古埃及人希望以木乃伊的方式令生命不朽，但正是古埃及人留下的木乃伊让

我们在几千年后依然能够得知病毒是如何侵害生命的:西普塔法老的一只脚严重变形,现代 X 光检查发现他得了骨髓灰白质炎 —— 一种病毒导致的骨骼与肌肉的残疾;法老拉美西斯五世的脸上有一个个小坑,现代 X 光检查他患了天花,所幸的是天花疱疹在他脸上结了痂,而这种病毒一旦发展为中毒性皮疹,人会立即死亡。

病毒,一种直径只有 20 纳米~400 纳米的微生物

天花是最早被人类文字记载的烈性病毒性传染病。症状为先发热、呕吐,然后出皮疹,皮疹经过丘疹、疱疹、脓疱的过程,最后干缩,人或者留有疤痕,或者双目失明,或者在皮疹尚未出血前即已死亡。天花曾被称为世界上最可怕的疾病。英国女王玛丽二世、法国国王路易十五、中国清朝顺治皇帝都死于天花。天花病毒能在患者体内生存很长时间,即便患者死亡,病毒也能在干燥的尘土中继续存活数月,所以 18 世纪时,天花在欧洲通过洗衣房传染造成大规模爆发,导致 6000 万人死亡。

中国早在北宋时就有对天花病症的记载,中国民间传统的治疗方法是:将已患天花的人身上干缩、脱落的痂碾碎,吹到正患天花病症的人的鼻孔里。没有任何记载显示中国人何以获得此种治疗天花的方法,也许是中国人精通的以毒攻毒法使然,但此法确实能够令天花病人的病症不再恶性发展。只是,中国人不知道,他们在遏制天花的同时造成了另外更可怕的后患:吸入天花干痂的人从此会对其他所

有的传染病丧失免疫力。而人生活在充满细菌和病毒的生存环境中，免疫力的失去等于令生命陷入四面受"敌"的险境。

英国乡村医生琴纳发现牛痘疫苗，天花造成的大规模死亡终于停止了

安特·爱德华·琴纳，1749 年 5 月 17 日出生于英格兰一个牧师家庭。13 岁开始跟随乡村外科医生学习医术，21 岁赴伦敦师从当时英国杰出的外科医生 J·亨特。亨特令琴纳终生不忘的教诲是："为什么只凭空揣测？为什么不实地实验一下？"18 世纪，天花已成为当时英国人死亡的主要原因。琴纳从伦敦回到家乡，多年的乡村行医的经历使他注意到：乡村里的牛患了与天花相似的病，那些挤奶女工在接触到牛身上的疱疹时受到感染，身上也会长出一些小的疱疹，这就是牛痘。而感染过牛痘的人都不曾被传染上天花。琴纳发现，牛痘的病情症状比天花轻得多，它从不曾令牛死亡，更不会令人死亡，况且人在感染牛痘痊愈后不会留下任何疤痕。1796 年 5 月 14 日，琴纳找来了一位患牛痘的挤奶女工，从她手指的疱疹中提取出一些液体，然后将一位 8 岁男孩的手臂用手术刀划破，把牛痘疱疹液滴在了上面。这位名叫詹姆斯·菲里普斯的男孩大声哭叫着，他无论如何都不会知道他的哭声将挽救无数人的生命。48 天后，琴纳将从天花患者脓疱中提取的液体再一次滴在了菲里普斯被手术刀划破的手臂上，菲里普斯的免疫系统抵抗住了天

花病毒的侵害。8岁的男孩菲里普斯的父母都是牧场的工人,他们甘愿让自己的孩子冒患上天花的危险让琴纳进行实验。为了感谢他们,琴纳拿出自己行医的积蓄为这家人建了一所房子,这座房子至今还被保存在英国格洛斯特郡。

琴纳将他的实验结果写成文章,最初并不被出身于学府的医生们所重视。但是天花毕竟在导致着成千上万的人死亡,于是,从欧洲到美洲,人们开始悄悄地实验着琴纳最终确定的牛痘疫苗接种法:将减毒的天花病毒接种给牛犊,再取含有病毒的痘疱制成活疫苗,此疫苗被接种进人体的皮肤后,局部发生痘疮即可对天花病毒产生免疫。到了1925年,美国人人都要领取一个钮扣大小的证章,上面写着:我已接种。而在俄国,第一个接受牛痘疫苗接种的孩子被起名为:瓦辛诺夫(Vaccinov,即牛痘),并由国家供他上学。至此,天花造成的大规模死亡停止了。

点 评

"向母亲、孩子、人民的英雄致敬!"既道出了人们对琴纳的感激之情,也彰显了琴纳对人类的贡献。医药科研成果既关系到个人的生命利益,也关系到人类的整体利益。无数先驱,以积极的开拓精神和无畏的献身精神推动着医药学事业的前进,为人类健康事业做出了贡献。毫无疑问,对人类和社会利益的高度责任感是今天医药科研人员重要的道德素质之一。

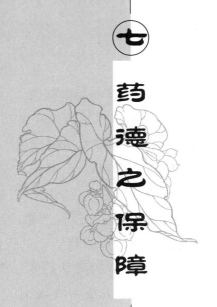

七 药德之保障

科学规范

八会炮制,火候详细;太过不及,安危所系。

——（明）龚廷贤《万病回春》

科学规范,是药德的保障。

医药道德品质是体现在医药人员服务于人的生命与健康过程中的一种基本道德素质。这一使命要求医药实践活动应严谨、严肃和科学,药品的质量关系到人民的健康,医药产品的研制、生产、经营和使用都要严格按照国家制定的法律法规进行,这不仅是严格的法律规定,是药德的基本要求,也是顺利实施医药活动的保障。科学规范要求医药人员坚持实事求是的科学态度和严谨治学的科学学风,树立良好规范意识,养成遵守规则的良好习惯。一方面要求其具有良好的专业知识和操作技能,熟悉各项规章制度;另一方面要求其要有科学严谨的态度,尊重科学规律,一丝不苟地执行科学规程和操作规范,保证万无一失。

案例 1　　　王清任和《医林改错》

　　王清任,字勋臣,河北省玉田县人,清乾隆三十三年至道光十一年（1768-1831）,世居玉田县鸭鸿桥,我国清代著名的医药家。他曾做过武库生,后至北京行医,是嘉庆至道光年间的名医,是我国中药史上对人体脏腑生理解剖进行系统描述的第一人,是我国医学史上富有创新精神的医学实践家。

　　王清任在 20 岁时就已精通古代医籍,对古书中有关脏腑的记载产生过怀疑。在行医的过程中,他深感解剖知识的重要性,"业医诊病,当先明脏腑",否则"本源一错,万虑皆失"。在研究古代的一些脏腑书籍后,他发现其中存在着不少矛盾,于是感慨地说:"著书不明脏腑,岂不是痴人说梦,治病不明脏腑,何异于盲子夜行！"从此,他便开始了对人体结构的观察研究。王清任 30 岁时,正式赴河北滦州稻地镇行医,时值当地瘟疫大暴发,特别是小儿瘟疫十死八九,贫穷者买不起棺材,多席裹埋葬。而且当地还有一种风俗,即不深埋尸首,意欲让鹰食尽,给亡灵带来好运。王清任恰好路过墓地,见到被狗拖咬的尸体内脏外露。别人见之都远远躲开,他却不嫌臭秽,连续10天清晨去观看小儿尸体,先后观察了30多具。经过对比研究,他发现,所看到的脏腑结构与古书描绘的脏腑图形有不符之处。因为被抛弃在野外尸首内脏常常残留不全,于是王清任又想尽各种办法亲自观察。

1799年,辽阳一年轻妇女发疯打死了丈夫和公爹,被处以剐刑。王清任跟到城门口。想亲眼看一看这个女人的膈膜,却"突然醒悟,以彼非男子,不忍近前"。封建意识作怪使王清任失去了一个绝好的观察机会。1828年,叛贼张格尔在京城被处于剐刑,王清任前去观察,却不能近前。没办法他只得委托朋友帮忙,直到1829年,王清任才从一位曾经领兵于喀什噶尔的将军口中得知了膈膜的形状和位置,终于绘出了脏腑全图。为了搞清胸膈膜的解剖结构,王清任还亲自做动物解剖。他是我国解剖史上第一个做动物解剖实验的医学家。1830年,王清任将历时42年的实地所见绘制成《亲见改正脏腑图》,并连同他的临床心得及其他有关的医学论述著成《医林改错》。该书刻板刊行于世的第二年,王清任便逝于北京友人家中。

由于王清任所处历史环境受封建社会的强烈束缚,他所观察的人体脏器解剖记载也不免存在着许多错误,故后世医家对此褒贬不一,争议颇大。但客观来说,他不失为中国医学史上一位有胆有识、具有革故鼎新思想的杰出医学家。他继承并创造性地发展了中医药学,特别是对血瘀论及活血化瘀治法的研究,从理论到实践均做出了巨大贡献,被誉为活血化瘀名家。其"血瘀"理论和活血化瘀法已形成独特的医学体系，王清任亦被公认为是活血化瘀派的代表人物。

点 评

"非欲后人知我，亦不避后人罪我，唯愿医林中人，一见此图，胸中雪亮，眼底光明，临症有所遵循，不致南辕北辙，出言含混，病或少失，是吾之厚望"。这种不畏艰难、探索科学的胆略为后人树立了学习的榜样。

虽然后世医家对王清任的《医林改错》有着褒贬不一的评价，但是他肯于实地观察，亲自动手的精神值得肯定。我以为，《医林改错》的价值并不在于知识，更不在于"血府逐瘀汤"之类的药方，而在于其不拘古法，不迷信书本和权威，敢于冲破阻力，勇于开拓创新的"实证之思想"和"改错之精神"。

案例2 位在"下游"心在"上游"的侯惠民院士

侯惠民院士常说:"如果把医药研究比作一条流水线,那么做制剂研究的便是流水线最末端的一道工序。"虽然工序流程位处"下游",但研究者的心思所想必须要在"上游"。

我国第一个新型药物制剂工程研究中心和其控缓释制剂的中试基地;

我国第一个膜剂新剂型;

我国第一个缓释抗生素微粒制剂及其工程化;

我国第一个日服一次的抗高血压药激光渗透泵控释片剂;

我国第一个口腔粘贴片;

我国第一个硝酸甘油透皮贴片制剂;

我国第一条可批量生产的眼内植入微丸的工程化研究;

我国第一个 ……

如此多的"我国第一"都来自于他 —— 侯惠民,制剂专家、中国工程院院士。

侯惠民(1940—),1963年毕业于上海第一医学院药学系,1990年获日本北海道医疗大学博士学位。是国内最早研究控释、缓释制剂的学者之一,也是国内最早的药物包装材料研究者。他创建了我国第一个药物包装材料检测中心。

与"药"结缘

要说起侯惠民院士与"药"的缘分,就得追溯到他小时候。有一次,他在玩耍时摔破了前额,鲜血从额头流下来,用手一摸黏糊糊的,他害怕极了,马上跑到学校医务室 —— 那是两间雪白的房间,有一股奇怪的但是让他很喜欢的气味。

科学家的"多10年"

1958 年,侯惠民考入了上海第一医学院药学系。毕业时,他被分配到了上海医药工业研究院。从此,他就像一枚"楔钉",一头扎进医药工业制剂研究的这块"原木"里,再也没有出来过。

来到新单位后不久,就遇上了"四清",后来又是"文革"。很长一段时间里,各种各样的"运动"几乎就没有断过,他却因为成分不好,没有资格参加大大小小带有政治色彩的会议。

让侯惠民感到庆幸的是,在社会最为动荡的年月,他因此反而能偏安一隅,因祸得福。从 1966 年到 1976 年,整整10 年时间,侯惠民一直没有放弃药物制剂的研究,而其他同事的研究工作则或多或少受到了环境的干扰和影响,可以说在"文革"期间,他等于比别人多干了 10 年。

20 世纪 70 年代,侯惠民首先在国内开发出新剂型 ——膜剂。产品有:"速效长效氨哮素膜剂""载药半透明接触镜救护眼膜""硝酸甘油贴膜"等。其中,"硝酸甘油贴膜"
获得了 1997 年全国科技大会奖。

常常成为"最先研发者"

为什么侯惠民在我国的制剂科研方面常常成为"最先
研发者"? 侯惠民对此的解释还是那句老话:"我喜欢对药
进行研究,所以我就肯花时间,愿意完全投入。"

侯惠民的完全投入,也包括他为了进行新制剂的科学实
验,曾在自己身上抽取过多次的样血,还服过放射性制剂,
进行 γ 照射。对此,侯惠民轻描淡写地说道:"是啊,这有
什么啦,要掌握第一手资料,在保证安全的前提下,在自己
身上做点实验很寻常的吧! 噢,研制一剂新药,你说好,而
自己却不敢吃,谁来相信你? "讲完这些,他停了停,补充了
一句说:"负责任的科研人员,我想都会这样的。"

"什么都要懂一点"

从 1995 年 11 月起,在国家计委的支持下,侯惠民和
他的同事开始构建我国第一个"药物制剂国家工程研究中
心"。侯惠民骄傲地说,他一生余下的研究岁月,肯定是全
部都交给这家研究单位了。

这个"研究中心"原先设在大柏树的上海医药工业研究
院内,侯惠民和他的同事用两年时间在"药谷"张江置地盖
楼,一家世界一流的制剂研究机构由此在哈雷路上诞生了。
说这家研究机构是世界一流,这话一点也不为过,侯院士语

气自豪地说："世界上一些很有名望的制剂学家，看了研究中心，无不表露出羡慕之情。"

这幢楼的第一层置放着好些体积较大的制药机器，有点像工厂里的车间。这是侯惠民他们自己研制的，有渗透泵用激光打孔检查机、颗粒挤出、滚圆、包衣机、透皮贴片制造机……差不多每一台机器都是他们自己设计制造的。其中有好几台机器还向医疗机械厂（包括台湾的厂家）转让了技术。

"这里不是国家级的制剂研究中心吗？怎么快成机械设计制造中心了？"外行人见过后都会有此疑问。侯惠民说："我们用来研制新剂型的机器，一般制药机械厂是不做的。因为常常是懂机械的不懂药，懂药的不懂机械，这中间有个断层，所以只得靠自己来。"

让侯惠民颇感自豪的是，他有个十分优秀的团队。他手下有的人精通机械构造，有的人精通电脑程序，而他自己呢，什么东西都懂一点。

点 评

医药人员肩负着维护人民健康和发展医药科学的双重任务。要完成这两个方面的任务就要求医药人员坚持实事求是的科学态度和治学严谨的科学作风。"我喜欢对药进行研究，所以我就肯花时间，愿意完全投入。"侯惠民院士一生致力于药物制剂研究，因为喜欢，所以投入；因为投入，所以专业，以"楔钉"精神，不断开拓创新，为医药科学的发展做出杰出的贡献。

案例3　　　　"橘红"误写"菊红"

明者通晓也,达者通达也。医不在"名"而在"明",不做沽名钓誉之辈,要做明白医生,不仅要做通晓医理之医,更要做通晓医德之儒。

——关幼波

关幼波,原名关霦。1913年出生于北京市。国家级名老中医、著名中医肝病专家、首都医科大学附属北京中医医院主任医师、教授、研究生导师。1991年被评为享受国务院特殊津贴的有突出贡献的专家。他从医六十余年,医德高尚、医术精湛、热忱待患,直到患病之前仍坚持出诊,工作在临床一线,被誉为"中医泰斗""岐黄圣手"。

关幼波父亲关月波是当时的著名中医。关幼波自幼受到了良好的教育,入私塾攻读四书五经。关幼波从16岁起便经常与哥哥一起随父学医,他们除学习中医理论外,时常在父亲左右侍诊,帮助抄方。父亲关月波擅长内、妇、儿及针灸等科,对时令病及妇女病更是擅长,深受群众的敬重。其父一再告诫兄弟俩:医不在"名"而在"明",医者理也,认清医理才能治好病。学习经典时要明其理,知其要,结合实际,灵活运用。不能泥古不化。还教育他们:治病救人要重义轻财，不能"为富不仁"。其父是严父又是严师，不准他们在中医业务上有一点懈怠。

有一次，父亲让关幼波二哥抄方。二哥漫不经心，把"橘红"抄成了"菊红"。父亲勃然大怒，把方子往桌子上一拍，给了他一巴掌。这一巴掌把二哥打到了张北，从此不敢回家。站在旁边的关幼波毕恭毕敬地听父亲教诲："我们行医的，最忌的就是马马虎虎，一味药开不对，就会给病人添病，甚至让病人丧命。记住，病人的命运就掌握在大夫手里，失职就等于害人。今后你替你哥抄方，不能有半点差错！"这一幕，关幼波时时牢记，经常反省。

点　评

求于严谨，业于精准，既是对医药人员最基本的要求，也是毕生的追求。关幼波一生严肃、严谨的行医之风范，是从父亲那里继承并发扬的。在接受央视记者采访时，关幼波老人说道："我给我父亲抄了将近七八年的方了，我父亲也不让我看病，有时候就给我讲讲，直到我父亲病危的时候躺在床上不能起来了，我自己要求，我说我看几个病人，您看看怎么样，我父亲叫进病人来，我号脉，我给开方，开完方让我父亲再号号脉、再瞧我这方子，瞧完了以后，我父亲说了，行了，饿不死你了，他就说了这么一句话。"父亲的这句话，对关幼波来说，不仅是一句赞赏，也是对他事业和人生道路的一个指点。从此，关幼波开始了长达半个世纪的坐堂行医生涯。1956 年起，关幼波开始重点对肝胆疾病进行研究，针对肝病发生的原因,他遵循"补治兼备"的传统原则,总结出了一套自己的肝病防治理论。

案例 4　　　　　拷贝不走样

俗话说："失之毫厘，差之千里。"一名合格的医药人，仅懂得工艺操作规范是远远不够的，在日常生产中，更要保持一种自律能力，确保在任何时候、任何环境中都能真正做到百分之百执行工艺操作规范。

一次，在生产过程中，禾丰制药有限公司配制人员发现原料中有一只小的昆虫，而这批原料按国家药典全项检验是合格的，况且药液还要经过多次过滤和最后灭菌。当时，配制人员无法确定是继续配制，还是停止生产。总经理毅然做出决定"宁可牺牲公司的利益，也不能拿人民的健康冒险"，将这批值数万元的药液报废。

案例 5　　　　　记录不走样

美国 FDA 检察官要来某药厂正式检查,这可是关系企业能否打开国际市场大门的第一道关。员工们都深知这次检查的重要性,美国 FDA 检察官一行来了,只见他们进了厂门,既不听管理部门的汇报,也不到现场检查,而是一行人径直来到了厂档案室。

医药行业无论是 FDA、GMP,还是 ISO9000 体系认证,在认证检查过程中最经典的一句话就是"怎么写就怎么做,怎么做就怎么写",也就是说,工艺操作规范的严密科学性,讲究的就是一切用数据说话,每一道工序、每一个操作流程,乃至每一个操作手势,必须用文字和数据描绘出来。同时,更要求每一个医药人在岗位上努力按照工艺规程的文字描述进行规范操作。

案例 6　　　　异常不照样

　　某药厂蒸馏岗位的一位操作工小徐,在投料时,发现反应釜内满满的,感到十分奇怪、,他记得昨天反应釜内是空的。强烈的道德责任感促使他对蒸馏釜进行认真仔细的检查,原来是釜底壁穿孔,夹层里的水漏到釜内。由于及时发现,避免了一起事故的发生。如果稍稍大意一下,把原料投入釜内,不仅会使釜中料液报废,而且可能还会产生更为严重的后果。由于小徐时刻牢记安全生产,严格按照操作规范要求,操作时要先检查设备,没有发现异常,才能进行投料,避免了一起重大的生产安全事故的发生。

　　在生产和经营的过程中,会出现一些异常情况,这就要求每一个医药人做到:打破砂锅问到底,寻找原因,避免失误,减少损害。

点 评

医药岗位工艺操作规范是几代医药人科学实践经验的结晶,既然是规范,就必须执行,容不得半点含糊。尤其是医药岗位,它生产的产品直接与用户的身体健康乃至生命息息相关,工艺操作规范更要绝对保证执行力,否则后果不堪设想。

案例 7   违规生产引发 "欣弗" 事件

自 2006 年 7 月 24 日起,青海、广西、山东等多个省市病人在使用安徽华源生物药业有限公司生产的欣弗药品后,先后出现了胸闷、心悸、心慌、腹痛、恶心、呕吐、过敏性休克、肝肾功能损害等临床症状,造成 11 人死亡的严重后果。8 月 15 日,国家药监局通报 "欣弗" 药品最终检验结果:华源药业违反规定生产,是导致这起不良事件的主要原因。

2006 年 8 月 15 日,国家食品药品监督管理局召开新闻发布会,公布 "欣弗" 引发的药品不良事件调查结果:安徽华源生物药业有限公司违反规定生产,是导致这起不良事件的主要原因。调查显示,该公司今年 6 月至 7 月生产的克林霉素磷酸酯葡萄糖注射液未按批准的工艺参数灭菌,降低灭菌温度,缩短灭菌时间,增加灭菌柜装载量,影响了灭菌效果。经中国药品生物制品检定所对相关样品进行检验,结果表明,无菌检查和热源检查不符合规定。

按照规定,"欣弗" 应在 105 摄氏度灭菌 30 分钟,但实际操作中,有的灭菌温度是 100 摄氏度,也有 101、102、103 摄氏度的,灭菌时间有的少 1 分钟,有的少 2 分钟、4 分钟,上述操作直接导致灭菌不彻底。国家食品药品监管局药品评价中心专家孙忠实教授认为,药剂中含有没有灭杀的微生物,用于人体后,就会发生很严重的热原反应,产生的细菌代谢物会引起人体高热和颤抖。

点 评

欣弗事件是中国整个 2006 年度最为严重的药品安全事件。"欣弗"问题药品 318 万余瓶流向全国 26 个省份,受害事件 118 例左右,11 人死亡,其范围之广,影响之大在中国医药界引起了巨大震动。而导致这起不良事件的主要原因却是华源药业违反规定生产。近年来国内药品安全事件时有发生,而"违规操作"屡屡成为引发此类事件的"导火索"。专家指出,"违规操作"导致药品安全事件,首先暴露出药品生产企业社会责任意识的淡漠。为了应对激烈的市场竞争,部分企业只重视经济利益,放松了流程管理,甚至"把该有的操作程序、环节、质检人员缩减了",以降低成本,最终害人害己,酿成悲剧。

案例 8　　　上海华联药厂药害事件

2007 年 7、8 月份，国家药品不良反应监测中心分别接到上海、广西、北京、安徽、河北、河南等省的报告，反映部分医院在使用上海医药（集团）有限公司华联制药厂部分批号的鞘内注射用甲氨蝶呤和阿糖胞苷后，一些白血病患者出现行走困难等神经损害症状。国家食品药品监管局和卫生部联合发出通知，暂停生产、销售和使用华联制药厂部分批号的甲氨蝶呤和阿糖胞苷。9 月 5 日，卫生部和国家食品药品监管局再次发出通知，暂停生产、销售和使用该厂所有批号的甲氨蝶呤和阿糖胞苷。9 月 14 日，卫生部、国家食品药品监管局公布了此次药物损害事件调查结果。经两部门联合专家组调查，甲氨蝶呤、阿糖胞苷鞘内注射后引起的损害，与两种药品的部分批号产品中混入了微量硫酸长春新碱有关。

点 评

又是一个违规操作,又是一个不应该发生的疏忽!食品药品安全关系着人们的生命健康,任何时候,企业都必须注重产品质量,强调科学管理,规范生产,把人民的利益放在第一位。有的企业常常夸耀,自己的产品合格率达到99%。但药品是特殊商品,生产企业1%的疏忽,也会对患者造成严重危害。

结　语

做个有良心的医药人

大医精诚。精者,医术高明;诚者,医德高尚。

药者,应仁心佩兰。一代药王孙思邈在《大医精诚》中告诉我们:"凡大医治病,必当安神定志,无欲无求,先发大慈恻隐之心,誓愿普救含灵之苦。"一个药德高尚的人,应有屈原"纫秋兰以为佩",不与小人同流合污,洁身自好的傲气;应有五柳先生纵情山水、闲云野鹤般的隐士情怀,不求名利,不求闻达;要有诸葛孔明鞠躬尽瘁死而后已的满腔热血,一旦入世致用,则心系天下苍生。正如《菜根谭》所言:"风怡浪静中见人生之真境,味淡声希处识心体之本然。"

药者,应沉香求知。"世有愚者,读方三年,便谓天下无病可治,及治病三年,乃知天下无方可用。故学者必须博极医源,精勤不倦,不得道听途说,而言医道已了,深自误哉!"理明术精,是药者的立身之本。在人心浮躁、物欲横流的今天，医药人更需有一种沉静、专注的精神，不骄不躁，刻苦钻研，以过硬的专业知识和技能服务于广大病患。此所谓"不忘初心，方得始终"。

药者，应审慎防己。药学的发展建立在人类对于疾病的审慎、客观而明智的态度上，建立在对未知事物的敬畏上，建立在对生命和死亡的充分理解上，由此药者也需要一种人文精神："一副科学脑，一颗人文心。"药者，应该具备科学精神和素质，客观、冷静、公正；同时也要将"安全"视为达摩克利斯之剑，时刻警醒自己，所谓"胆愈大而心愈小，智愈圆而行愈方"。

药者，使君子。古人云："君子坦荡荡，小人长戚戚。君子怀德，小人怀土；君子怀刑，小人怀惠。君子喻于义，小人喻于利。"义与利并非不可兼得，而是有机统一的。习近平主席在首尔大学演讲中，曾谈到国际关系中妥善处理义和利的关系需要"既要让自己过得好，也要让别人过得好"。但愿每一位医药人，在市场经济大潮中能坚守内心戒律，处理好义与利的关系。

祝愿杏林春色意阑珊！

编者